新刊！マンモグラフィ撮影BOOK

岡田智子 著
（日本赤十字社 さいたま赤十字病院）

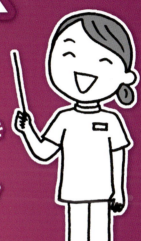

「正確な評価ができない」「全体が写っていない」……
最初の撮影で完璧なものは難しいです。
追加撮影で臨床に役立つ画像を補えば、
より精度の高い撮影ができます。
この本では、適切な追加撮影を選択するための手がかりを
症例写真を見ながら紹介します。
あなたも追加撮影を本書で学んで頂き、
臨床的有用性の高い撮影をしてみてはいかがでしょうか？

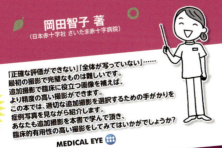

マンモグラフィ検査 基礎編
1. マンモグラフィ撮影の基本の基本
2. ポジショニングの基本
   - 2-1 ポジショニングの基本
     - ポジショニングの基本CC
     - ポジショニングの基本MLO
   - 2-2 追加撮影とは
     - 追加撮影 LM
     - 追加撮影 SIO
     - 追加撮影 XCC
     - 追加撮影 拡大CC/拡大LM
3. ポジショニングの応用

マンモグラフィ検査 症例編
1. 石灰化
2. 腫瘤
3. その他

マンモグラフィ下術前マーキング
―さいたま赤十字病院 version―

本体価格 4,000円＋税
ISBN 978-4-86291-172-8 C3347

お取り扱いは全国の医書取扱店または弊社まで

お問い合わせはこちら
メディカルアイ
〒171-0022 東京都豊島区南池袋3-18-43内山ビル3F
TEL 03-5956-5737　FAX 03-5951-8682
http://www.e-radfan.com/

コニカミノルタジャパン

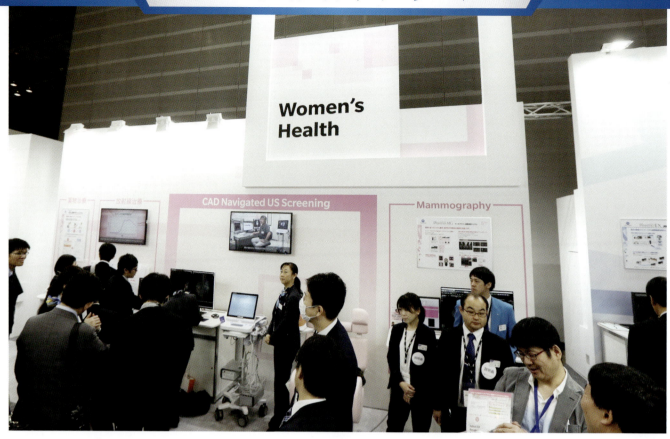

コニカミノルタ、「人に臨む、未来に挑む。」を テーマにWomen's Healthを展開!

コニカミノルタジャパン株式会社は4月13日から3日間にわたり、
「人に臨む、未来に挑む。IMAGING at the front, INNOVATION for the future.」をブースメッセージとして、
「ITEM in JRC 2018 国際医用画像総合展」に、医療画像機器やその周辺機器など、
最新のヘルスケアソリューションを出展した(会場・パシフィコ横浜)。
デジタルX線撮影装置「AeroDR fine」をはじめ、医用画像管理システム「CloudViewing-Pro」や
ヘルスケアICTサービス「infomity」、超音波診断装置SONIMAGEシリーズなど。
ここでは、乳がんの早期発見・治療を主眼に置いたWomen's Healthを中心に見ていくことにする。

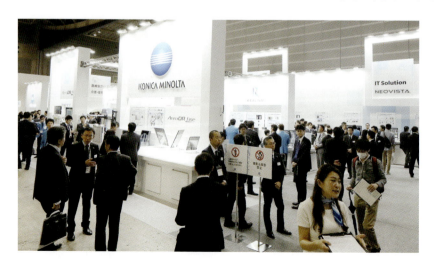

放射線治療
SAVI

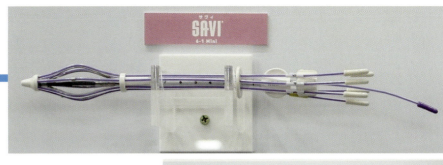

　乳がんの乳房温存療法とは、部分的に乳房を切除して、がんを取り除いた後、再発リスク低減のための放射線治療を行うというもの。一般的に行われているのが「全乳房照射」という放射線治療で、治療期間は5〜6週間と長きにわたる。それに対し、治療期間を5日間と大幅に短縮できる「加速乳房部分照射」という治療法がある。それを支えるのが「SAVI」（サヴィ）だ。
　同製品の特徴は以下の点。
・複数のカテーテルの各々について照射線量を細やかに調節できる
・ターゲットカバレッジをより拡大し、正常組織への被ばくをより小さくできる
・Cavityのサイズや位置、体表もしくは胸壁からの距離に左右されず使用可能
・Seroma（漿液腫）や繊維症の発現リスクが低減できる
　さらに、最小サイズの「6-1Mini」は24ミリ径で、日本人の乳房に最適であるという。加野氏（同社ブレストヘルス営業部部長代理）は、次のように語る。「SAVIによる加速乳房部分照射は、放射線治療の期間を大幅に短縮し、患者さんの早期社会復帰を助けます。仕事をお持ちの方、遠距離から通われる方、ご高齢の方などのニーズに合った治療法。乳房の内側から照射するのもメリットです。当てたい部分、腫瘍があった所の近傍に集中的に照射するので、正常組織の被ばくを最小化することができます。皮膚障害も少なく、整容性にも優れます」と氏は言及する。

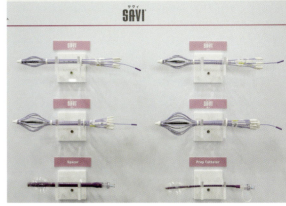
▲幅広いラインナップも特徴

Gold Anchor マーカ

　放射線治療を支えるもう1つの重要な製品が「Gold Anchor マーカ」。粒子線治療、強度変調放射線治療、定位放射線治療などの高精度な体外照射に使用される位置合わせマーカである。病変の識別を行うマーカであり、低侵襲性、瞬時の安定性、優れた可視性が特徴で、患者の負担をより軽減しているのが同製品の大きな強みだ。

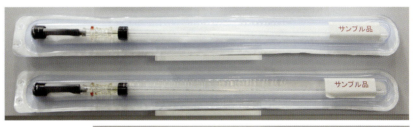

　悪性腫瘍は、検査中の患者の呼吸にあわせて動くことがあるという。それに対し、放射線治療を行う場合、移動を想定して広い範囲で照射しなければならない。その結果、正常な組織も被ばくしてしまうというおそれがあるため、「位置合わせマーカ」を使用した高精度放射線治療が注目されている。

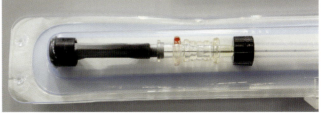

　また、同製品は挿入するニードル径が小さいので、マーカ植込み時の局所麻酔や出血、感染のリスクを抑え、患者の負担を軽減できるという。

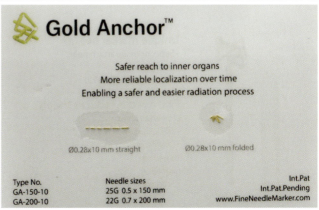

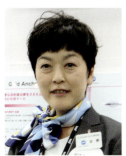

●紹介してくださったのは
コニカミノルタジャパン株式会社
ブレストヘルス営業部部長代理
博士（工学）加野亜紀子氏

コニカミノルタジャパン

マンモグラフィ画像保管システム
Plissimo MG

　進化し続けるマンモグラフィ装置。そこから生成されるマンモグラフィ画像により、読影医の診断能力を最大限引き出すのが「Plissimo MG」。「乳がんの早期発見から治療まで Women's Health」を謳う同社の「マンモグラフィ診断支援システム（CAD）」と組み合わせることで、読影を強力にサポートし、業務の効率化を実現します。

　「Plissimo MG」の主な特長は3つ。

　1つ目は、クリニックから大病院まで、規模の大小や運用に合わせ柔軟なシステム構築ができる点が挙げられる（サーバクライアント構成／ワークステーション構成）。マンモグラフィ装置から新しい技術で生成されるトモシンセシス、CAD、乳腺密度などの表示も対応。

　2つ目は、読影医の業務効率化、読影における疲労軽減を意識したシステム設計。同社の特色の一つである、操作者の手になじみやすいマンモグラフィ専用コントローラを標準で装備。多数あるボタンに対して、ビューアソフト上のほぼすべての機能をユーザの好みで割り振ることが可能。またボタンを押したり、ジョグダイヤルを回すことでユーザごと設定された表示レイアウトを流れるように切り替えることもできる。さらに読影時に使用しないモニタの輝度を自動で暗くすることで、長時間モニタを注視する読影医の目の疲労負担を軽減。「読影の効率性を追求するのはもちろん、ユーザ目線でより使いやすいシステムを常に考えている」と五味氏（コニカミノルタメディカルソリューションズ株式会社東部営業課課長）は語る。

　3つ目は、マンモグラフィガイドラインに準拠したレポートを搭載。今後増加が見込まれる超音波画像診断を併用した、総合判定レポートもこの学会にてお披露目をした。

　同社はもともとPACSメーカという特徴を活かし、マンモグラフィ以外のDICOM画像の参照も容易であり、超音波画像、MR画像等、各種検査と比較した読影環境を構築できるのも強み。マンモグラフィ部門システムから、院内PACSとしての役割を果たすことも期待され、その可能性は放射線画像診断において広がりを見せてくれるであろう。

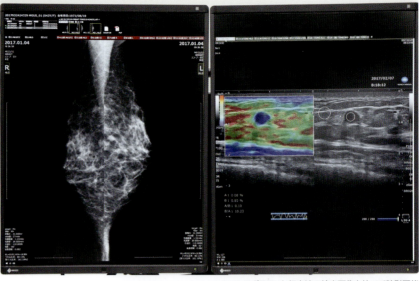

▲マンモグラフィと超音波の検査画像を並べて読影可能

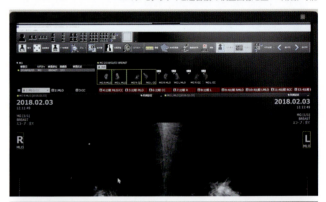

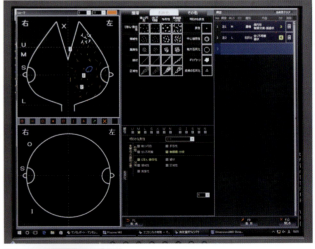

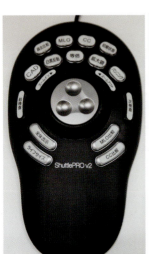

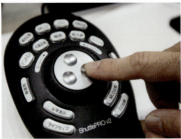

▲▲コントローラは多数のボタンに任意の機能を割り振ることができ、操作性に優れる。

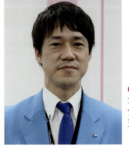

●紹介してくださったのは
コニカミノルタメディカルソリューションズ株式会社
ソリューション統括部東部営業課課長
五味忍氏

乳がん検診の新しいワークフロー
CAD navigated US screening「CAD Navi」

乳がん検診におけるマンモグラフィと超音波検査の併用は、そのポテンシャルが注目されている。世界最大規模の比較試験であるJ-STARTでは、マンモグラフィ単独と比較して早期乳がんの発見率が1.5倍向上したという結果が報告されている。超音波検査では乳房全体をスキャンするが、先に撮影したマンモグラフィ画像のどこに病変がありそうかがあらかじめわかっていると、その部分を重点的に検査し見逃がしを防ぐことができる。同社は「CAD Navi」という乳がん検診の新しいワークフローを提案する。マンモグラフィ画像をCAD（Computer-aided Detection、コンピュータ支援検出）で処理して病変候補を自動検出し、診断用ワークステーション上で候補箇所をマーキング表示させた画像を見ながら超音波検査をするというワークフローである。齋藤氏（同社ブレストヘルス営業部担当課長）は、「I-PACS CAD typeM」はマンモグラフィ画像の微小石灰化と腫瘤候補を精度高く抽出、「Plissimo MG」は抽出された病変候補の周辺を囲む表示をすることでマーキングを外さず読影できる快適な読影環境を提供、そして、マーキング表示されたマンモグラフィ画像を見ながら「SONIMAGE HS1」で高画質と快適な操作性を感じながら、より精度の高い乳がん検診を実現していただければと思います、と語る。まさに近年問題となっている高濃度乳房における早期乳がんの見逃しの不安を解決する新しいワークフローが確立できたと言える。

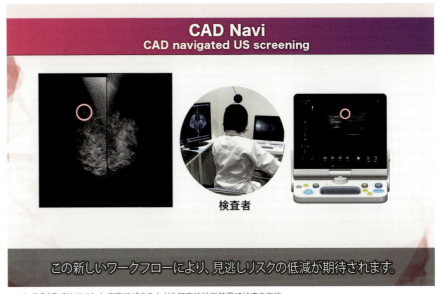

▲マンモCADで抽出された病変候補をみながら超音波診断装置で検査を実施

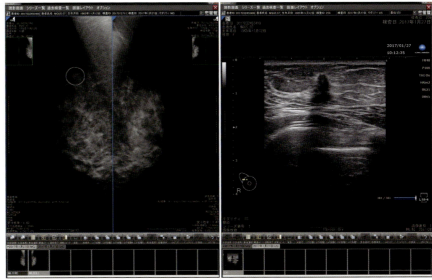

▲マンモグラフィと超音波画像の比較

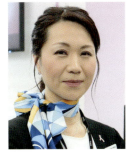

●紹介してくださったのは
コニカミノルタジャパン株式会社
ブレストヘルス営業部
担当課長
齋藤智子氏

コニカミノルタジャパン

超音波診断装置
SONIMAGE HS1

プレミアムクラスに迫る高画質とシンプルで直感的な操作性で、乳腺領域でも高い評価を得ている「SONIMAGE HS1」。
「みえる・かんたん・つながる」をコンセプトに開発された「SONIMAGE HS1」の特徴は、以下の5つである。

- 高感度広帯域プローブ(L18-4)とTriad Tissue Harmonic Imagingという技術の組み合わせによる高い分解能と視野深度を両立した画像を提供
- 高分解能な血流表示モードで、細かい血流を感度よく描出可能な「Simple Clear Flowモード」
- 簡便な操作で組織の硬さをリアルタイムで観察できる「エラストグラフィ」
- 操作手順を絞り込み、直感的な使いやすさを追究
- 無線LAN対応など"つながる"場所や用途を選ばないフレキシブルな設計

中川氏（同社ブレストヘルス営業部クリニカルスペシャリスト）は、乳がん検診にも非常に適した装置であることを強調する。「検診現場では短時間に多くの検査をしなくてはならないので、しっかり検出するために画質がいいことは必須。狭い検診車内での使用も多く使い勝手も重要です。コンパクトさと高画質を兼ね備えた装置はまさに検診に最適です。」

また、装置の立ち上がりも速く、騒音や排熱が最小限に抑えられている点も検診現場や狭い診察室に非常に適しているという。さらに、装置だけでなく、プローブの軽さも特徴的である。検者の肩や首への疲労に配慮したリニアプローブL18-4は、200ｇ以下と大変軽く、持ちやすい設計になっている。

まさに、"こんなものがあったらいいな"という使う側の視点に立った超音波装置の一つと言えそうだ。

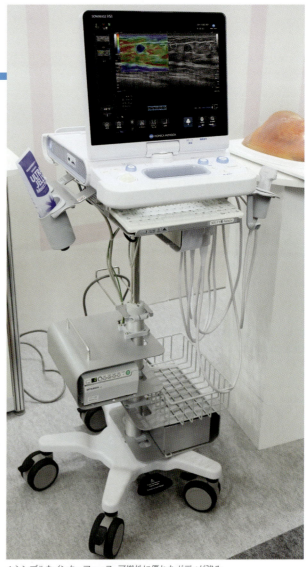
▲シンプルなインターフェース、可搬性に優れたボディが強み。

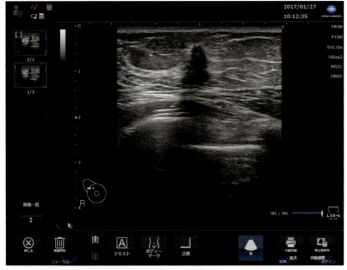
▲SONIMAGE HS1の高精細画像例

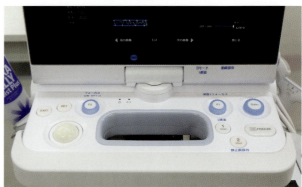
▲直感的に操作できるのが大きなポイント

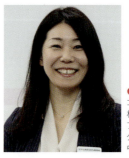

●紹介してくださったのは
コニカミノルタジャパン
株式会社
ブレストヘルス営業部
クリニカルスペシャリスト
中川淳子氏

超音波検査用チェア
Eubrex

　超音波検査用チェア「Eubrex」は、つくば国際ブレストクリニックの植野映先生監修のもと開発された。同製品は、坐位の状態からフラットの状態まで緩やかに動くため、受診者に不快感を与えず安全な検査を行うことができる。

　「検査を行う際には通常、タオルや枕などを入れて、患者さんの背中を起こした状態にします。検診で使うベッドの多くは平らなもので、体に負担がかかりがち。そこで、歯科病院で利用されるユニットのチェアを活用し、腰に負担がかからないように工夫しています。」と関口氏（日本・アイ・エス・ケイ株式会社デンタル事業部東京事業所）は「Eubrex」の特長について語る。

　さらに、首をのせる部分は受診者の体型に合わせて伸縮可能なため、頸部を伸展させて甲状腺超音波検査にも用いることができる。また、チェア背面にはディスポーザブルのロールシーツが取り付け可能で、シーツをすぐにセットできる。検査ごとに取り替える煩雑さが軽減され、スループット向上だけでなく、常に清潔な環境を保てる。乳がん検診を効率的、かつ快適に行えるよう、多様な動きができる専用チェアと言えそうだ。

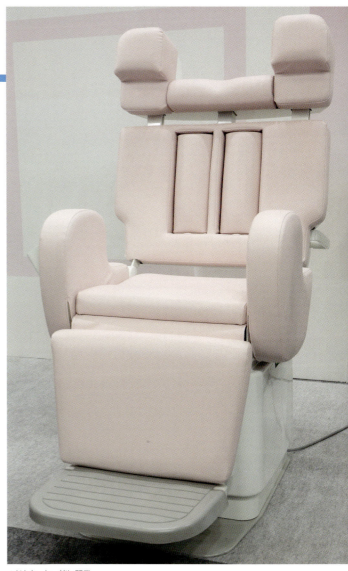
▲ドクターと一緒に開発。

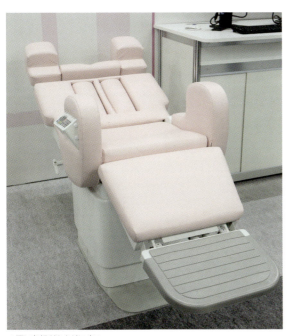
▲腰に負担がかかりにくい。

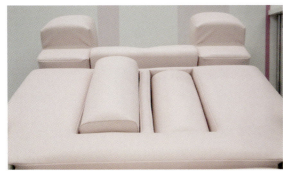
▲検側乳房を突き出す姿勢がつくりやすい

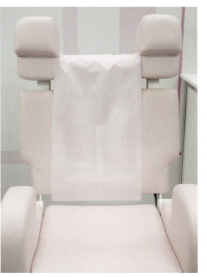
▲ディスポーザブルシートを簡単にセットできるため検査ごとの作業も楽々。

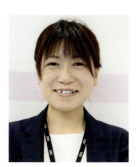
●紹介してくださったのは
日本・アイ・エス・ケイ株式会社
デンタル事業部東京事業所
関口彩香氏

Rad Scope ― CAD新時代

「NEOVISTA I-PACS CAD typeM」
はじまりの三人が語る未来

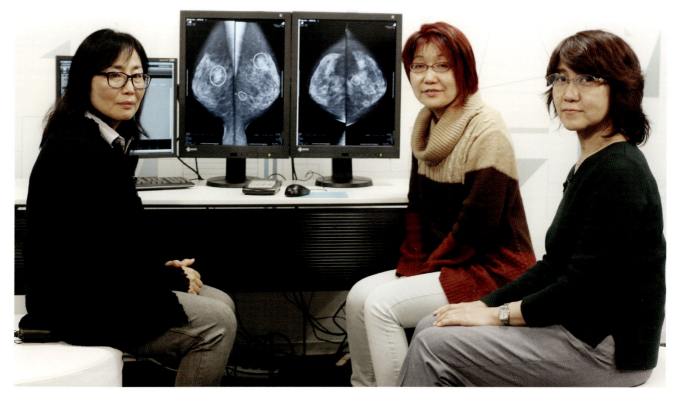

増えるがん患者、早期発見と「読みすぎ」のジレンマ

森田 乳がん検診はかなり普及して、マンモグラフィによる検診も一般の方に周知されています。そのため繰り返し受診される方が最近非常に多くなっており、現在の画像と過去の画像とを比較するので、検診の読影という業務もかなりボリュームが増大していますね。出張の検診ですと多いところでは半日で30〜40人ほど撮影しています。我々愛知乳がん検診研究会では、主に出張検診で撮影された画像を事務所に送って頂いて読影をしています。

鈴木 乳がん患者さんの数はどんどん増えています。私が医師になってから3倍

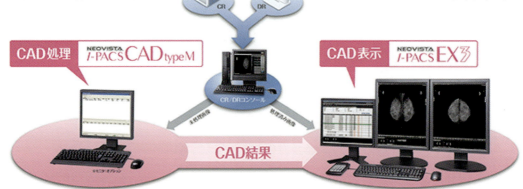

ほどでしょうか。検査を受ける人が増えたからというより、純粋にがん自体が増えていると感じています。

丹羽 食生活の欧米化から摂取カロリーが大きくなる一方で動くことが減る、ストレスが多い、高齢出産などが関連しているのでしょう。

森田 そうした中で数多くあるマンモグラフィの画像から小さい乳がんを検出できると、このタイミングで検診を受けて頂けてよかった、速やかに診療を受けて治療に来てほしい、と感じます。その一方で、読みすぎてしまわないようにしなければとも考えてしまいます。

丹羽 乳腺が重なっただけでがんの可能性がある所見に見えてしまうことがあります。本来は精密検査不要である方が要精査となることはできるだけ避けたいのですが。

鈴木 女性にとって乳房への思いというのは強いと思いますので、乳がんかもしれないと言われてから診断結果が出るまでは、他のがんよりも一層不安な気持ちになりやすいでしょう。

「NEOVISTA I-PACS CAD typeM」の黎明

森田 私たちの師匠の遠藤先生（名古屋医療センター放射線科所属の遠藤登喜子氏）からCADの開発を手伝ってくださいと依頼されて、愛知乳がん検診研究会メンバーのメインだった3人で担当しました。まだデジタル化されておらず、アナログのフィルムをシャウカステンにかけてマンモグラフィを読んでいた時代でした。例えば私たちがフィルムを見て、これが石灰化ですと伝える。するとコニカミノルタさんの技術者がモニタを見て、ひとつひとつ石灰化とそれ以外を判別していきました。そうしてできたのがマンモグラフィCADです。他にも、普段検診でマンモを読んでる時に、石灰化や腫瘤

とそうでない症例とをスケッチで描いて研究者に渡していました。

鈴木 私もCADが検出したものに「これは血管の石灰化だから検出しちゃダメ」「これは検出しないとダメだよ」と、子供に教えるように指摘していました。普通に読影すれば半分の時間で済むものを、CADに教えながら倍の時間をかけてやっていました。

丹羽 初めのうちは、検出しなくていいと教えたものがまた検出されたりということがあって大変でした。

森田 徐々に「ここは正しく指摘できているね」とか「あ、お利口になったね」とか言いながらやっていましたね。

現場での活躍 ～石灰化を見逃さない

鈴木 CADの最大の長所は、石灰化を指摘してくれるところ。目立つ石灰化ではなく、本当に淡くかすかな石灰化を教えてくれます。それを見て、これは指摘しなくていいとか、確かにここにあるといったように判断できる。

森田 長い時間読影をしていると、人間は疲れてきますが、コンピュータは疲れないので、力の限り指摘してくれる。CADは本当に頼りがいがありますね。

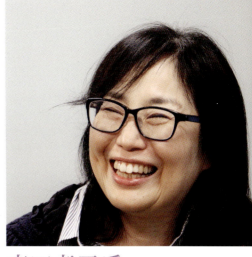

森田孝子氏
（名古屋医療センター乳腺科）

丹羽 当初はまず自分で読んでからCADを入れて確認していましたが、今はたくさんの症例を診るときに、まずCADを使って石灰化があるか見る方法をとったりします。その方が効率的だと思います。

鈴木 コニカミノルタさんのCADは90％以上の指摘率があるので、まずこの症例に石灰化があるかどうかを見てしまい、それから読み始めるという使い方もできます。拡大操作をして1回ごとに読むのですが、石灰化があるだろうというモチベーションと、ないだろうというモチベーションとでは労力が違うので、その点において非常に使い勝手がいいと思います。CADはその会社ごとに得意不得意が分かれたりと癖があり、どちらがいいか悪いかではなく、その癖をよく知って使いこなすことが大事ですね。

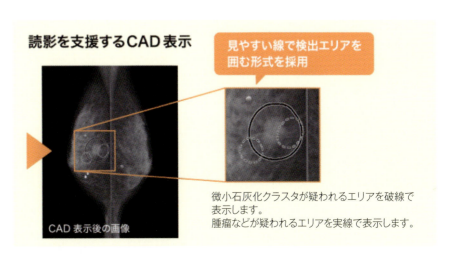

微小石灰化クラスタが疑われるエリアを破線で表示します。
腫瘤などが疑われるエリアを実線で表示します。

Rad Scope ― CAD新時代

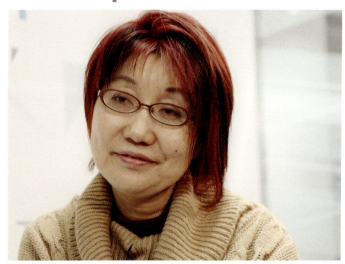

鈴木るり子氏
(名南病院外科)

デンスブレストに立ち向かう 〜検出するCAD、判定する人間

丹羽 病変の視認性についてはデンスブレストであっても、CADはローデータを見て指摘してくれるので安心ですね。

森田 視認性の悪い病変もCADが指摘してくれれば、人間は読影に集中できます。

鈴木 乳腺が重なっただけで濃度があるようにみえた箇所をCADが指摘する場合もあります。CADが指摘したものを全て拾っていてはそうした読みすぎが起きてしまいます。

丹羽 CADが病変の疑われる箇所を検出してくれて、それを人間が判定する、というのは重要なことです。

鈴木 先ほども読みすぎについて触れましたが、石灰化ではなくdensity（腫瘤、distortion、FAD）に関して偽陽性が見られます。小さいがんを落とさない閾値で作っているのでそうしたことがあるのですが、検出されたものが本当にがんの可能性があるか否かという判断は人間がやらなくてはいけませんが、検出・指摘されたものを切り捨てるのには勇気が必要です。そこについて読影力が必要だろうということは感じています。

これからのCADに寄せる期待

森田 この先もう少しCADが賢くなるとカテゴリまでつけてくれるのでは、と聞かれることもありますが、それはまだ先かもしれませんが、さらに成長してくれれば嬉しいですね。

丹羽 そうですね。私たちはそれぞれの所属する病院で働いていて、それ以外の時間を使ってこうした検診マンモグラフィの読影を行っています。現在4割ほどの日本における受診率も、これが5割、6割と伸びる見込みはあります。理想は8割以上ですね。そうなったときの人材の確保はかなり難しくなってくる可能性がありますが、CADのポテンシャルが上がれば、例えば究極的にはCADが第1読影したものを、医師が第2読影や第3読影するということにすれば効率や正確性が向上する、ということは理想としてあります。

森田 そのためには、読影医がCADの特性をよく理解して付き合っていくことが

微小石灰化

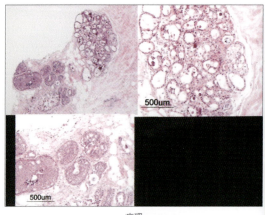
病理

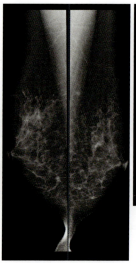
MLO

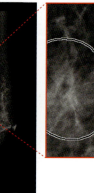
MLO CAD

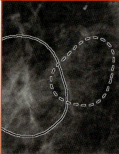

重要です。ただ単に指摘してくれるから、使えるから楽だ、というだけで使っていくのはよろしくありません。

丹羽 拾いすぎが増えてしまいますからね。

森田 日々の読影にとって代わるかというとそれは違って、やはり指摘してくれるプロと判断するプロという役割分担でやっていければ、一番質の高い形でできるかと私は思います。

鈴木 現在CADは会社によってそれぞれ特性がありますが、究極的にはそれぞれの長所を組み合わせてもっといいものができればいいでしょう。

森田 競争して頂ければ。もっと普及するといいですね、どの検診施設でも当たり前のように使えるといいと思います。

超音波検査が広まる未来に向けて

鈴木 J-START（超音波検査による乳がん検診の有効性を検証する比較試験）で、超音波検査とマンモグラフィの併用で発見率が上がるという結果が出ておりましたが、10年後に死亡率減少ということが事実として出てくると、日本で確実に超音波併用検診が広まってくるでしょうね。

森田 J-STARTで対象となっているのはデンスブレストの方々なので、そうした方々をどのようにマンモグラフィで読んでいくか、工夫しなければならないでしょう。

鈴木 そうですね。

森田 現場でCADが運用されるようになって、その場で指摘してくれたところを超音波検査で念入りにスキャンするといったように、検診を実施するときに動けるようになったら非常に心強いですね。

丹羽 バス検診では無理でも、施設検診であればできるかも知れません。

森田 マンモグラフィの読影を済ませてから超音波検査をするということは難しくても、マンモグラフィ撮影後にCADが指摘してくれたところだけでも超音波検査でより注意深く見ておくということが実現できるといいですね。

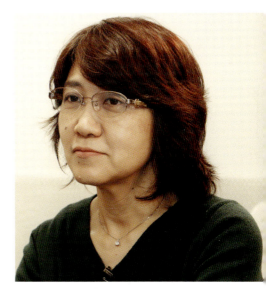

丹羽多恵氏
（豊田厚生病院外科）

腫瘍

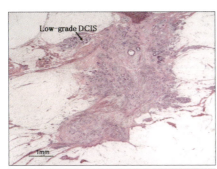

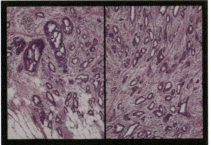

病理

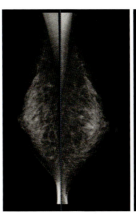

MLO

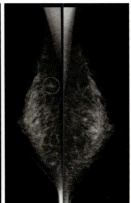

MLO CAD

Rad Scope

マニュアルいらずの操作と充実のマンモグラフィ読影ワークステーション「mammodite(マンモディーテ)」がチーム医療を変える!

国家公務員共済組合連合会 横浜栄共済病院

所在地: 〒247-8581　横浜市栄区桂町132　TEL: 045-891-2171
診療科目: 一般内科／小児科／外科／脳卒中診療科・脳神経外科／胸部心臓血管外科／整形外科／皮膚科／泌尿器科／耳鼻咽喉科／産婦人科／眼科／歯科口腔外科／麻酔科／放射線科／救急科／形成外科／精神神経科／神経内科／病理診断科／循環器内科／代謝内分泌内科／消化器内科／呼吸器内科／腎臓内科／健康医学センター(人間ドック)。CT2台、MRI2台。放射線科医9名(常勤1名、非常勤8名)、診療放射線技師16名。

横浜栄共済病院では院内外の多職種との連携を密に行い、乳がんのチーム医療に力を入れている。患者さんが安心して診断や治療を受けられることをチームの目標に掲げ邁進している。乳腺疾患を正しく診断する上では、診療、検査に関わる職種の連携が重要である。mammoditeには乳腺疾患の診断にまつわる連携をスムースにするような機能が多く備わっている。本稿では同院の乳腺診療の現場でどのように活用されているのかを取材した。

現場の意見を取り入れた直感的な操作性

国家公務員共済組合連合会横浜栄共済病院は神奈川県栄区で唯一の総合病院という立地上、地元の患者が気軽に訪ねることのできる地域に根差した病院だ。

同院は特にチーム医療を重んじており、医師、看護師、診療放射線技師、臨床検査技師、薬剤師といったあらゆる医療従事者間での連携をはかっている。乳腺外科でも俵矢香苗氏をはじめ、診療放射線技師の塚川知里氏、臨床検査技師の苅部裕子氏の3人を中心に、それぞれが患者さんのために一丸となって活動している。平成27年に導入された株式会社ネットカムシステムズ製マンモグラフィ読影ワークステーション「mammodite」はいかにしてチーム医療の役に立っているのだろう。俵矢氏は導入理由について次のように語る。「4、5社のデモ機を試した上で、臨床現場で使いやすいものを選びました。mammoditeは直感的に操作できるので、簡単な説明を受けるだけでマニュアルを確認しなくてもすぐに使用を開始できました」。

同院ではトモシンセシス撮影装置を同時に導入した。トモシンセシスは乳腺組織の重なりの影響を少なくして病変の同定率を高め、非対称陰影の鑑別診断に有用である。同院では乳腺外来のほぼ全例にトモシンセシス撮影を行なっているが、mammoditeでは通常のマンモグラフィだけでなく、データ量の大きいトモシンセシス画像の表示も早く、読影にもストレスがないという。

また、読影の際に自動的に画像の位置を補正するオートポジショニング機能や、画像表示までの早さなどのほか「自分でレイアウトを設定して使いやすくできる点も便利ですね。またわれわれの意見をネットカムシステムズの開発部門の方が汲んで素早く対応してくれる丁寧な姿勢も他社ではないサービスだと思います」と同社のしっかりとした保守サービスも利点として塚川氏はあげている。

所見の共有によって連携を強化する

マンモグラフィの所見を参照しながら超音波検査を行うことによって診断の精度は格段に上がる。医師がマンモグラフィ所見を読影し、臨床検査技師はそれを参照しながら検査できるのが理想的であるが、臨床の現場では物理的に難しいことが多い。mammoditeは複数の医師や技師が所見を書き込むことができる機能がある。臨床検査技師はマンモグラフィの細かな読影はできないが、マンモグラフィを撮影した診療放射線技師が記載した読影所見を参照し、所見のある位置を推定してから超音波検査をすることができる。

「所見を詳しく記載する時間がなくても、気になった所見があればスクリーンキャプチャした画像に直接マークをつけることができるので、マークだけでもキー画像に落としておいて、超音波でよく見てもらうようコメントを残します(図1)。また腫瘤が触れているのにマンモグラフィでブラインドエリアになって描出できない時も臨床検査技師さんにフォローしてもらいます」と塚川氏は語る。

「マンモグラフィで所見がある位置を推定して超音波検査を実施できるので、スピーディーかつ正確な検査ができます。マンモグラフィを撮影した診療放射線技師さんがキー画像にピックアップしてくれた部位は特に丁寧に見ます」とは超音

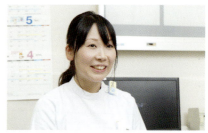

国家公務員共済組合連合会横浜栄共済病院
乳腺外科部長
俵矢香苗氏

国家公務員共済組合連合会横浜栄共済病院
診療放射線技師
塚川知里氏

波検査を担当する臨床検査技師の苅部氏。
「スクリーンキャプチャ画像に所見位置を書き込める機能は非常に便利です。マンモグラフィでの所見の位置から、仰臥位の乳房のどのあたりに当たるかを推定できる機能があり慣れていない超音波技師さんでも安心です。離れた場所にいても連携を取りやすいのも有用性が高いです」（俵矢氏）。

所見はシェーマにも書き込みが可能だ（図2）。塚川氏によると「所見だけでなくカテゴリまで入りますので全症例に入れています。シェーマに貼る良性石灰化の形やリンパにクリップのスタンプもネットカムシステムズさんが開発して増やしてくれるのが便利です」とのことで、同社のこだわりに対する信頼が伺える。所見を十全に活用することにおいても、チームメンバーが互いに信頼することが重要であり理想だ。俵矢氏はチーム医療をさらに強固にする試みにも機能を活用していると語る。

「週に1回はカンファレンスを開催していますが、その時にブックマーク機能を利用します（図3）。その週の気になる症例やポジショニングの悪い例などはブックマークして用意をするほか、欠席した人のためにメモをして共有することにも活用しています。読影で食い違う点や診療放射線技師とで意見が割れる症例もあるので連携して意見を合わせるよう確認するのは重要です」。

情報を巧みに活用できる機能

所見用語を自由に組み合わせてレポートを検索できる機能も、カンファレンスなどの際に便利だと俵矢氏は語る。検査の件数や、カテゴリー判定や乳房構成、年齢などの統計を随時取ることができ、過去画像や所見レポートの参照も簡単にできる。

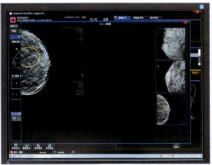
図1　キー画像に直接マークできるので病変の場所がわかりやすい。

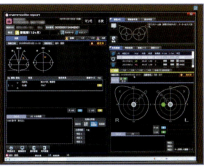
図2　シェーマ機能がありとても見やすい。

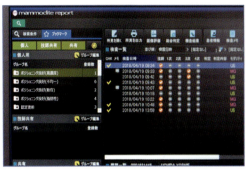
図3　検査ブックマーク機能でカンファレンス欠席者にも情報共有化が可能だ。

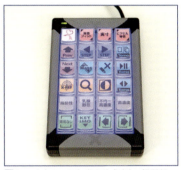
図4　コントローラもイラスト化され、便利だ。

「過去の検査情報は、患者さんへの対応にも役立ちます。例えば患者さんが過去の検査で痛がったために十分な圧迫ができなかったなどの情報があればそこに留意して検査ができます。また乳房の小さな方で圧迫板を途中で変更することを気にかける患者さんが時にいらっしゃいます。事前に情報があればあらかじめ換えておくなどの工夫ができます」と塚川氏は語る。

画像に診療放射線技師、臨床検査技師や医師のちょっとした気付きをコメントに残すだけでも、このように細やかな心遣いに繋げることができる。またコメント以外にもキー画像へ印をつけて添付することで効率的かつわかりやすい伝達が可能だ。一人ひとりの情報を上手く活用するための土壌がmammoditeには備わっている。

チーム医療推進の試み

俵矢氏は患者中心の実践的なチーム医療を全国に推進する目的で開催している「よこはま乳がん学校」に参画している。ネットカムシステムズ社もこの活動を協賛している。よこはま乳がん学校の特徴は、医療現場で乳がん患者さんに接する多くの専門職が同一の場で講義を受け、その知識をグループワークで実践することにある。「乳がん学校に参加してくれた診療放射線技師、臨床検査技師さんも最初はチームの一員として何をすべきか戸惑う方も多いです。しかし乳がんの診断から治療までを体系的に学び、グループワークに参加するうちに、私はこんなことができる、あんなこともできると目を輝かせて語ってくれます。乳がん患者さんがどのような心持ちで検査を受けているかを理解してもらえれば、検査に関わる技師さんたちもこれまで以上にチーム医療の一員として活躍してもらえると思います。興味のある方は「よこはま乳がん学校」のウェブサイト　https://www.yokohama-bcs.com　を覗いてみてください。一緒に乳がんのチーム医療について学びましょう」（俵矢氏）。

医師、診療放射線技師、臨床検査技師、看護師、薬剤師全員が一丸となって意見を交わし、認識を統一する。mammoditeはその利便さはもちろんのこと、そんなチーム医療を円滑に進めていくための支えとしても貢献していくことだろう。

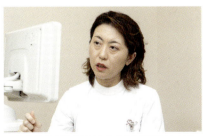

国家公務員共済組合連合会横浜栄共済病院
臨床検査技師
苅部裕子氏

お問い合わせ先

株式会社ネットカムシステムズ
●東京本社
〒101-0021　東京都千代田区外神田3-10-3
プライム秋葉原ビル7F
TEL 03-5207-8591　FAX 03-5207-8592

Rad Museum

特集1 | 乳癌診療&治療 最新アップデート | CLINICAL REPORT
P39〜42　乳房専用PETの検診活用経験・ブラインドエリア対策
ミッドタウンクリニック東京ベイ　画像診断医（日本医科大学付属病院 放射線医学 助教）
小林靖宏

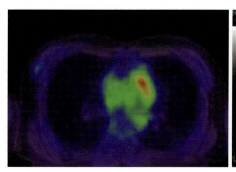
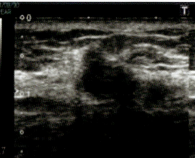

図3　改良された天板で視野辺縁に乳癌を検出できた症例
　右乳癌cT1cN0M0　Stage1
　浸潤性乳管癌　浸潤径5mm　DCIS部分を含めると12mmとのこと。

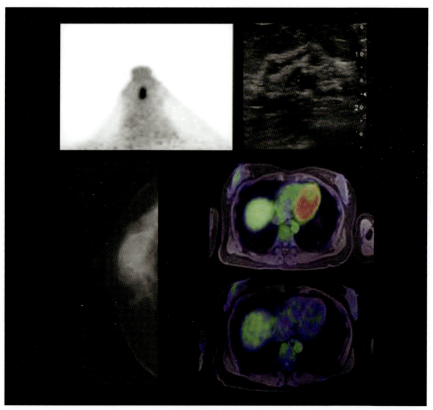

図5　良性経過のdbPET結節集積（左上）：右中段は2015年、右下段は2017年のPETMR（集積が胸郭の移動や分解能の差でdbPETよりやや広く淡い集積となっている）。左下：2Dマンモグラフィでは病変指摘できず。超音波（右上段）では嚢胞のみで3年間で変化なし。

乳癌BOOK 2018 CONTENTS

Rad Fan 7月号臨時増刊号

17　序文
　明石定子(昭和大学医学部乳腺外科)

特集1　乳癌診療&治療　最新アップデート

CLINICAL REPORT

18　画像診断における新しい超音波技術：超音波CTの開発
　東　隆(東京大学医学系研究科疾患生命工学センター)

22　乳房MRI診断：診療および検診の現状と課題
　印牧義英(聖マリアンナ医科大学附属研究所ブレスト＆イメージング先端医療センター附属クリニック放射線科)

25　造影CT直後の造影剤を活用した造影マンモグラフィー
　大谷彰一郎(広島市立広島市民病院　乳腺外科)
　岡田信子(広島市立広島市民病院　放射線技術部)

29　昭和大学における乳房再建の現状
　草野太郎(昭和大学形成外科)

33　画像診断：乳房トモシンセシス
　鯉淵幸生(NHO国立病院機構高崎総合医療センター乳腺・内分泌外科)
　藤田克也(NHO国立病院機構東京病院放射線科)

39　乳房専用PETの検診活用経験・ブラインドエリア対策
　小林靖宏(ミッドタウンクリニック東京ベイ　画像診断医/日本医科大学付属病院 放射線医学 助教)

43　ひとりひとりのライフスタイルと乳がんの個性に応じた乳がん治療の実際
　笹原麻子(東京大学医学部附属病院 乳腺・内分泌外科)
　田辺真彦(東京大学医学部附属病院 乳腺・内分泌外科)

46　乳がんハイリスク女性に対するMRIサーベイランス
　戸崎光宏(相良病院附属ブレストセンター放射線科)

49　自動式3次元乳腺密度評価ソフトウェアの意義と個別化マンモグラフィ検診システム
　難波　清(北斗病院　乳腺・乳がんセンター)
　中島　恵(北斗病院　乳腺・乳がんセンター)

特集2　明日から使える！読影・撮影 走査テクニック集～実践編～

MY Recipe ～私はこうしてマンモグラフィ画像を読影している～

56　マンモグラフィと私
　白岩美咲(香川県立中央病院乳腺センター)

特別企画

2　コニカミノルタジャパン

Rad Scorpe

8　CAD新時代「NEOVISTA I-PACS CAD typeM」はじまりの三人が語る未来
　森田孝子(名古屋医療センター乳腺科)
　鈴木るり子(名南病院外科)
　丹羽多恵(豊田厚生病院外科)

12　マニュアルいらずの操作と充実のマンモグラフィ読影ワークステーション「mammodite(マンモディーテ)」がチーム医療を変える！
　国家公務員共済組合連合会 横浜栄共済病院

My Recipe ～私はこうしてマンモグラフィを撮影している～

59　啓発と接遇からはじめるマンモグラフィのポジショニング
　内田千絵(独立行政法人労働者健康安全機構横浜労災病院中央放射線部)

63　良いマンモグラフィを追求するために
　梶迫絵美(京都第二赤十字病院)

66　誰のためのマンモグラフィ撮影か？全ては受診者・患者さんのために
　渡辺恵美(三河乳がんクリニック)

70　継続してマンモグラフィ検査をうけていただくために
　渡邊　希(日立総合病院放射線技術科超音波乳腺係)

My Recipe ～私はこうして乳腺超音波検査で走査している～

73　超音波検査は奥深い
　濱田信一(公立学校共済組合四国中央病院健康管理科)

75　目指せ！乳腺超音波の達人
　玉城真奈美(社会医療法人敬愛会 中頭病院臨床検査部)

特集3　今 読むべき、注目の海外論文 2018

79　乳癌検診における乳房トモシンセシスの有用性と限界
　菊池真理(がん研有明病院画像診断部)

特集4　座談会

84　マンモグラフィの現状と高濃度乳房について考える
　尾形智幸(さいたま赤十字病院放射線科部)
　岡田智子(さいたま赤十字病院放射線科部)
　司会　田中　宏(公益社団法人埼玉県診療放射線技師会会長)

特集5　TECHNICAL REPORT

92　Volpara Enterpriseにマンモグラフィのポジショニング評価を追加
　ブレスト・ヘルスケア株式会社

14　Rad Museum

Rad Fan 12月臨時増刊号　定価3,704円　ISBN:978-4-86291-166-7

放射線治療情報BOOK 2017

企画：唐澤久美子（東京女子医科大学）

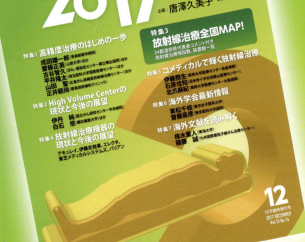

特集1　高精度治療のはじめの一歩

最新の高価な装置だから高精度治療、セットアップに時間をたっぷり使って丁寧な治療、これで納得ですか？
成田雄一郎（医療法人雄心会青森新都市病院高精度放射線治療センター）

肺がんに対する体幹部定位放射線治療
―当院の特色とこれからSBRTを開始する施設に向けて―
齋藤正英（山梨大学）ほか

脊椎転移に対する体幹部定位放射線治療
―高精度治療導入時における当科のプロセス紹介―
古谷智久（がん・感染症センター都立駒込病院）ほか

高精度放射線治療の実現のための当センターでの取り組み
平井隆太（埼玉医科大学国際医療センター）ほか

広島がん高精度放射線治療センターにおける高精度放射線治療への取組
山田　聖（広島がん高精度放射線治療センター）ほか

高精度放射線治療専門クリニック10年間のあゆみ
正井範尚（都島放射線科クリニック）

特集2　High Volume Centerの現状と今後の展望

国立がん研究センター中央病院の場合
伊丹　純（国立がん研究センター中央病院）

MD Anderson Cancer Centerについて
白石　悠（慶應義塾大学）ほか

特集3　放射線治療全国MAP！

北海道、宮城、山形、茨城、群馬、埼玉、千葉、東京、神奈川、山梨、静岡、愛知、和歌山、京都、兵庫、大阪、広島、鳥取、愛媛、徳島、福岡、長崎、熊本、沖縄

特集4　放射線治療機器の現状と今後の展望

ラディザクト：進化したトモセラピーによるアダプティブ治療の新展開
中林　匡（日本アキュレイ）

放射線治療は新たなステージへ
―MR装置一体型画像誘導放射線治療装置MRIdianが切り開いた未来―
中島　聖（伊藤忠商事）

最新エレクタリニアックVersa HD™の特長
土屋子夏（エレクタ）ほか

Evolution for next generation Radiation Therapy
高橋麻美（東芝メディカルシステムズ）ほか

バリアンが提供する放射線治療関連ソリューションの最新動向
土屋子夏（バリアンメディカルシステムズ）ほか

特集5　コメディカルで輝く放射線治療

画像診断能力を生かした放射線治療
伊藤照生（東邦大学医療センター佐倉病院）

大学病院、がんセンター以外における医学物理体制に関して
石原佳知（日本赤十字社和歌山医療センター）

"Team Terahara"
―東邦大学医療センター大森病院 放射線治療現場のひとこま―
北爪麻紀（東邦大学医療センター大森病院）

特集6　海外学会最新情報

2017年AAPM参加報告
寅松千枝（東京女子医科大学）

2017年米国放射線腫瘍学会（ASTRO）参加報告
齋藤辰彦（東京医科大学病院）

特集7　海外文献を読み解く

放射線治療における包括的な品質マネジメントシステムの構築、運用に向けて
株木重人（東海大学）

局所進行膵癌に対する放射線治療の意義に関する最新のトピック
篠藤　誠（九州国際重粒子線がん治療センター）

メディカルアイ

〒171-0022 東京都豊島区南池袋3-18-43内山ビル3F　TEL 03-5956-5737　FAX 03-5951-8682
http://www.e-radfan.com/

序文

明石定子
（昭和大学医学部乳腺外科）

　乳癌は欧米型の癌腫であったが、日本人の食生活、ライフスタイルの欧米化により今や年間9万人もの新たな患者さんが罹患するという女性の罹患率ナンバー1の癌種となってしまった。しかし、残念ながらこれ1つで乳癌を100％検出できるというモダリティはなく、いかにデメリットが少なく有効性が高い検診を行えるか、あるいは精査、術式選択の広がり診断として使えるかという観点で、乳癌の画像診断は進化し続けている。徐々に採用施設も拡大しているトモシンセシス、費用対効果や読影時間にメリットの大きな造影マンモグラフィ、新しい視点の自動超音波装置である超音波CT、乳房に特化し悪性度の高い微小病変の検出に期待される乳房専用PETについて、それぞれのエキスパートに解説をお願いした。

　治療は「個別化」が叫ばれて久しいが、検診も、誰もが全く同一の検診でよいわけでなく、リスクに応じ個別に検診スケジュールを考えるのが理想である。遺伝性乳癌の変異保持者に対する検診は、average riskの女性に対する検診とは違って当然であり、今後検出される機会が増えると目されている遺伝性乳癌に対する検診について戸崎先生に執筆いただいた。また昨年は高濃度乳房の問題が話題となったが、今後は乳房濃度に応じた検診も必要となってくるだろう。ユニークな取り組みとして自動乳房濃度計測を用いた先進的な検診を行っている難波先生にも執筆をお願いした。

　かつては乳癌と診断されると手術方法は乳房全摘術とリンパ節郭清しか選択肢はなかったが、今では乳房に関しては乳房温存可能か、全摘がよいか、全摘するなら再建するかどうか、乳頭乳輪は温存できるかと様々なことを考える必要が出てきた。乳房全摘後の再建術が保険適応となってから5年となろうとしており、全摘の半数の方が再建を選ぶ時代になってきた。再建につき形成外科の草野先生に解説していただいた。また、一口に乳癌といっても、実はサブタイプによって予後も大きく違い、選ぶ薬の種類も大きく違うため、乳癌は症候群という考えもある。乳癌は治る確率も高いため、ただ単に治すだけでなく、長い視点での人生を見据えた治療戦略が必要であり、その辺り昨今の乳癌治療について平易に田辺先生に解説していただいた。

　以上大きく進化し続ける乳癌治療と画像診断についてのこの企画が、皆さまの診療の一助となるよう祈念する。

特集1 乳癌診療&治療 最新アップデート

CLINICAL REPORT

画像診断における新しい超音波技術:超音波CTの開発

東京大学医学系研究科疾患生命工学センター｜東　隆

現在、乳がん検診にマンモグラフィが用いられるが、デンスブレストの被験者においては、がん発見率は必ずしも高くないことが知られている。日本や東アジアでは、乳がん罹患年齢ピークが40、50代と比較的若く、若年層ではデンスブレストの比率が高い。我々は超音波CTの開発により、デンスブレストでも癌発見率が低下しない装置の実現を目指している。乳房を取り囲むリング状の超音波アレイを用いて、被検体からの散乱波を全て取得することで、回折効果による波の拡がりを抑制し、解像度の大幅な向上を実現した。撮像面を上下に動かし3次元データの取得することにより、検査者のスキルに依存しない計測法を実現した。

Currently, mammography is used for breast cancer screening, but it is known that the cancer detection rate is not sufficiently high in the case of dense breasts. In Japan and East Asia, peak of morbidity age distribution of breast cancer is relatively young in the 40s and 50s, and in the young generation the dense breast ratio is high. We are aiming to realize a device that has sufficiently high detection rate even in dense breasts by developing ultrasound CT. By acquiring all the scattered waves from the subject using a ring-shaped ultrasonic array surrounding the breast, spreading of waves due to the diffraction effect was suppressed, and the resolution was greatly improved. By acquiring three-dimensional volume data by moving the imaging plane up and down, a measurement method independent of the skill of the inspector was realized.

●はじめに

　日本における乳がんの罹患者数・死亡者数は依然年々増加しているが、本邦では欧米と比して検診率が低い(日本30～40%程度、欧米70～80%程度)[1]。結果、現状では乳がん発見経緯の第1位(56%)が自己発見という報告もある[2]。自己発見された腫瘍の平均サイズは、検診で見つかる腫瘍の平均サイズより大きいことを示すデータもある[2]。充分な治療効果を得るには、遠隔転移前の治療開始が不可欠なことを考慮すると、検診率の向上と検診の確実性の向上が求められている。
　現在、標準的な検診手段であるマンモグラフィではデンスブレストの被験者においてはがん発見率が低下することが知られている[3]。国内では乳がん罹患者に占める40代、50代の患者の割合が多く、若年層においてはデンスブレストの方が割合が多いため、欧米に比べ国内においては、デンスブレストの被験者の割合が高い若年層においても高い検出感度を維持できる検診手段が必要とされている。
　国内40歳代7万人を対象としてJ-STARTの研究では、マンモグラフィ単独で用いた場合に比べ、超音波診断とマンモグラフィの併用により、がん発見率が1.5倍に向上することが報告されている[4]。しかし超音波診断にも課題がある。プローブ操作をハンドヘルドで行うため、がん発見の可能性が検査者のスキルに応じて変化してしまう。(プローブの対象への当て方のスキルや、病変部を記録するためには検査者自身が病変疑いの部位を見つけられるスキルが必要である。)また、撮像断面の位置や向きの情報が保存されないことや、接触させながらの撮像により撮像中の対象変形が生じるため、同一部位を再現良く撮像することが困難である。
　これらのことから、我々は検査者のスキルに依存せず、受診者に痛みや被曝リスクを強いることのない、かつ、再現性高い高精細撮像が得られる超音波撮像技術を開発することを目指している。

●開発装置について

　現在の超音波撮像ではパルスエコー法が主流となっている。これはパルスエコーの往復時間から反射体とプローブ間の距離を推定し、エコー強度を輝度に変換して反射体、散乱体の分布を断層像表示する手法である。超音波断層像撮像法の開発の歴史では、その当初においてはパルスエコー法と並んで超音波CT(Computed Tomography)の研究も盛んであった[5]。
　超音波CTでは、対象物を取り囲むリング状のアレイにより、透過波から経路毎の伝搬時間の計測を行う。送受信素子間の伝搬時間は、空間要素毎の伝搬時間の積分値となるので、X線CT同様の画像再

構成手法により音速の空間分布の断層像撮像が可能である(各空間要素の音速は、空間要素を透過するのに要する伝搬時間の逆数として求まる)。超音波CTにおいては、X線CTに比べ、屈折、散乱、回折などの影響が大きく、伝搬経路が複雑化する。超音波CTではフェルマーの原理に基づいて、正確な経路推定と組み合わせた音速分布推定法なども開発されている[6]。ただしこの手法が実用化するには、GPUなどの高速な演算回路の実現を待つ必要があった。我々は、まず医療機器としての承認の容易さなどの観点から、リングアレイを用いた散乱画像の取得を最初の目標においている。

被験者はベッドの上に伏臥位の姿勢をとり、測定する側の乳房を順にベッド上の開口部に入れる。図1にリングアレイのコンセプト図を示す。測定対象である乳房の周囲をリングアレイが取り囲み、一断面の撮像が可能である。リングアレイはリングの内側の側面に2MHz、約2000個の素子が配列され、自在に送信素子と受信素子を選択、送受信と、送受信素子の組み換えを行うことが出来る。一断面の撮像が完了したら、リングアレイを上下方向に動かすことで、撮像断面の位置の変更を行い、その連続動作により乳房全域のボリュームデータの取得が、人の手を介さずに再現性良く実施することが出来る。

以下に、リングアレイを用いて超音波撮像することのメリットを纏める。
①超音波使用のため、圧迫に伴う痛みや被曝なし。
②超音波使用のため、がん発見率が乳腺密度(デンスブレスト)に依存しない。
③スライス方向の機械走査により3D撮像が可能。
④360度の全方位から波を打つため、ハンドヘルドエコー特有の干渉縞が出ない。
⑤リング内の解像度や輝度が均質。
⑥散乱波や透過波を用いることで、多様なアプリケーションを構築することが可能。

次にリングアレイを用いた高解像度化の原理を説明する。

回折現象、すなわち伝搬に伴い波が広がることが、エコー撮像の分解能の限界を定めている。このため高い周波数を用いるか、口径/焦点距離を大きくすることが高い解像度の実現手段となる。リニアプローブを用いたエコー撮像においては、高周波化のアプローチが取られるが、周波数が上がると減衰率が大きくなり、信号強度が低下するというトレードオフが存在する。提案手法においては、回折限界を克服するために、被写体を取り囲むリングアレイを構成する。リングアレイにより被検体中の散乱体から放射されたエコーを全て取得し、波の完全点収束による高解像度化を実現する。透過波の計測も可能であり、散乱情報に加え、音速分布や減衰率分布の計測も可能である。

図2に原理の説明図を示す。従来のエコー装置では、送信素子から放射された波は、水面を広がる波紋のように、伝搬に伴い広がる(図2a)。リニアアレイを用いた場合では、アレイ口径内に敷き詰めた音源から放射される音波は、各点音源の作る波面の重ね合わせとして収束ビームを形成する(図2b)。重ね合わせの結果、伝搬方向(図の左から右向き)に垂直な方向にビームが広がる。一方、図2cに示すように同心円上の音源から音を放射すると、図2aでの波の伝搬を逆戻ししたように、同心円の中心に波が収束する。完全点収束を用いてエコー信号を漏らさず取得することで、干渉抑制を実現し、その結果として高解像度撮像を実現する。

● 非臨床試験

コンセプトの実現を確認するために、2MHz、2048chの試作装置を用いて、まず5本のワイヤを撮像した(図3a、b)。従来のエコー撮像(図3a)では、波の伝搬に共に回折の結果として、波の伝搬方向と垂直な方向への解像度が低下している。一方、リング全体を使った撮像(図3b)では、点が点として画像化可能であった。

次に摘出豚心臓の撮像の結果、従来のエコー撮像(図3c)では、超音波送受信開口の近傍(図内の右下)においては解像度が比較的高いが、開口から離れた部位で

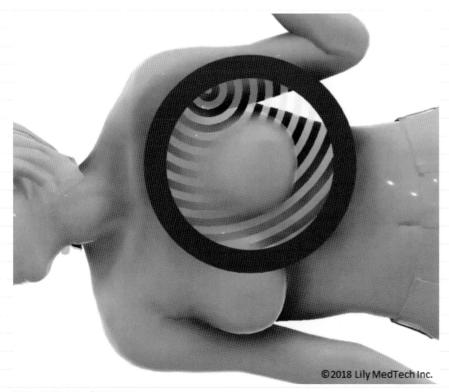

図1　装置コンセプト説明図

CLINICAL REPORT

画像診断における新しい超音波技術：超音波CTの開発
東京大学医学系研究科疾患生命工学センター｜東 隆

は音波が広がり、解像度が低下している。被写体に対して一方向から音の送受信を行うため、反射が大きい境界や、減衰が高い領域の奥の部分では、影となってしまって画像の輝度が低下する。一方、リング全体を使った撮像（図3d）では、ワイヤの場合同様、音波が点に収束しているため、解像度が高いこと、視野全域で解像度が均一であることが確認できる。撮像対象を取り囲むリングアレイを用いて、被検体からの散乱波を残さず取得することで、従来のハンドヘルドエコー装置に比べ、大幅な高解像度化を実現していることを確認できた。

● 臨床試験

試作システムは電気安全性試験、倫理委員会の審査を経て、つくば国際ブレストクリニックと東大附属病院において臨床研究を行っている。撮像結果の例を図5に示す。1つの乳房の3次元再構成結果を異なる断面（左図：乳房胸壁側、右図：やや乳頭側部）で構成された画像である。皮膚、乳腺組織、その間隙を構成するクーパー靭帯などの構造が立体的に描出されている。また造影MRIにて確認された病変部位に対応する位置を白矢印で示している。今後更に臨床研究により装置に性能評価を重ね、Lily MedTech Inc.から商品化される予定である。

謝辞

本装置はこれまで、JST-COI、NEDO-STS、AMEDの支援を得て開発致しました。臨床研究の実施において、植野映先生、多田敬一郎先生、装置開発のディスカッションにおいて中島一毅先生、古澤秀実先生に大変お世話になりました。ここに深く感謝申し上げます。また装置開発は株式会社Lily MedTechにて進めております。開発メンバーに深く感謝申し上げます。

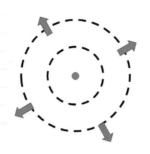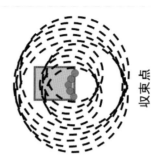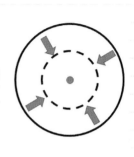

図2　撮像原理の説明図
　a　点音源
　b　リニアアレイの開口
　c　リング音源

a｜b｜c

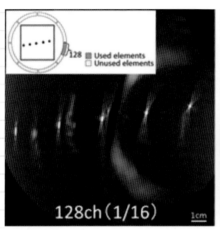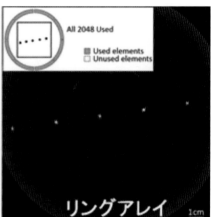
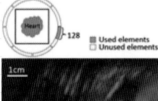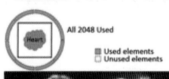
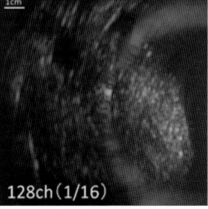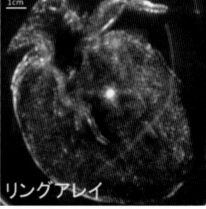

図3　プロトタイプシステムによる5本のワイヤ（a、b）と摘出豚心臓（c、d）の撮像結果
　a、c　従来のエコー撮像
　b、d　提案手法のリング全体を使った撮像[7]

a｜b
c｜d

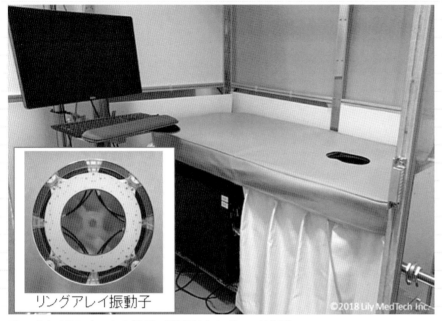

図4　臨床試験用プロトタイプ装置の概観写真とリングアレイ（左下）

〈文献〉
1) 国民生活基礎調査2013年がん検診受診率データ
2) 全国乳がん患者登録調査報告2011年次症例
3) Berg WA et al: Rationale for a trial of screening breast ultrasound: American College of Radiology Imaging Network (ACRIN) 6666. AJR 180: 1225-1228, 2003
4) Ouchi N et al: Sensitivity and specificity of mammography and adjunctive ultrasonography to screen for breast cancer in the Japan Strategic Anti-cancer Randomized Trial (J-START): a randomised controlled trial. Lancet 387: 341-348, 2016
5) Greenleaf J et al: Measurement of spatial distribution of refractive index in tissues by ultrasonic computer assisted tomography. Ultrasound Med. Biol 3: 327-339, 1978
6) Andre MP et al: High-speed data acquisition in a diffraction tomography system employing large-scale toroidal arrays. International journal of imaging systems and technology 8: 137-147, 1997
7) Qu X et al: Synthetic aperture ultrasound imaging with a ring transducer array: preliminary ex vivo results. J. Med Ultrason 43: 461-471, 2016

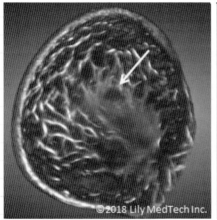 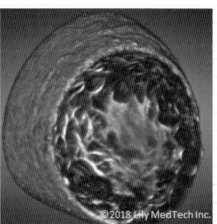

図5　乳癌の臨床試験の結果（白矢印：病変部）

特集1 乳癌診療&治療　最新アップデート

CLINICAL REPORT

乳房MRI診断：
診療および検診の現状と課題

聖マリアンナ医科大学附属研究所ブレスト&イメージング先端医療センター附属クリニック放射線科 | 印牧義英

　現在、乳腺領域における画像診断は、検診におけるマンモグラフィや超音波、診療における超音波やMRIが主なモダリティとなっている。乳房MRIは高い感度を有しており、その有用性は広く認知されている。わが国における乳房MRIの適応は術前広がり診断や術前薬物療法の効果判定を目的とした乳房造影MRI検査が現在も主流となっているが、海外では乳癌発症リスクの高い女性の検診に有用とされている[1]。そこでわが国でも乳癌検診学会より「乳がん発症ハイリスクグループに対する乳房スクリーニングガイドライン」が発表された。

　基本的に乳房造影MRIはガドリニム造影剤を用いて、ガイドラインに従った撮像方法を行ない現在では、両側乳房を高分解能で撮像することが推奨されている。ただし、造影乳房MRIの特異度は感度ほど高くないことも報告されており、偽陽性率が比較的高いことも指摘されている[2]。本稿では乳房造影MRIの海外の現状とわが国における今後の展望について述べる。

　The diagnostic capacity of breast magnetic resonance imaging (MRI) has been improving. Its usefulness for breast cancer detection has been recognized, and it has been widely used in clinical settings. The existence of breast cancer that cannot be detected by mammography or ultrasonography has become known. Many women who are considered to have a hereditary predisposition to breast cancer are known to have a younger age of onset than usual. In case of high risk women, mammography offers limited detection capacity, and therefore, MRI screening is recommended. In Japan, the Japan Association of Breast Cancer Screening issued guidelines for MRI screening. Here, we report on the contents of the guidelines and the present situation regarding their dissemination and application.

● わが国と海外の現状

　わが国における日常診療の中で、乳房造影MRIは乳癌術前の病変範囲の把握、いわゆる広がり診断の他、術前薬物療法の治療効果判定に用いられることが多い。特にMRIを用いることにより、MMGなどでは同定困難だった病変も描出できる場合もあり、その有用性は周知の事実となっている(**図1**)。この様な乳房造影MRIの有用性の背景をもとに、近年では乳癌発症リスクの高い女性に対するサーベイランスとしても用いられている。特に若年発症乳癌の多い、遺伝子異常が指摘された女性のスクリーニングにおいて、乳房造影MRIの有用性が言われている。

　一方、欧米では米国放射線学会(ACR：American College of Radiology)[3]、EUSOBI[4]などが主導となり乳房MRIについてのテクニカルガイドライン、適応のガイドラインが詳細に規定されている。その中でスクリーニングについても述べられており、特に乳癌発症リスクの高い女性に関しては年1回のMRIによるスクリーニングが推奨されている。適切な診断を行う上で、適切な装置で適切な撮像を行うことは必要不可欠であり、その精度管理が担保された上で診断を行うことが望ましいと考えられている。

● ガイドラインに基づく撮像

　前述の通り、米国放射線学会(ACR：American College of Radiology)主導のもとで、マンモグラフィの読影方法、所見に用いる用語、カテゴリー分類を標準化する目的でBI-RADS(breast imaging reporting and data system-MRI)(第5版)が発刊された。BI-RADSの用語としては大きく、mass, non mass, focusに分類されており、それぞれ形態や内部造影効果、分布などを加味して診断を行う。

　また、ガイドラインでは撮像に関して記載されており、それに沿った精度管理が推奨されている。撮像はMRI上の微小な異常を検出し、特徴を評価する上で高い空間・時間分解能が必要であるため、高磁場装置での撮像が推奨されている。また、乳房専用コイルを用いた腹臥位での両側乳房撮影が基本となっている。これは同時性両側乳癌が、全乳癌患者の約2〜3%との報告もあることが報告されて

いることによる[5]。また、ガドリニウム造影剤を投与しダイナミックカーブを評価することも推奨されている。ただし、インプラントの損傷および破裂の評価では必ずしも造影剤は必要ではないとされている。ダイナミックカーブの関心領域の設定は、急速に濃染される部位、そして病変の内部に周囲正常乳腺組織を含まないとされている。一般的にfast-washout patternは悪性を疑う所見、もしくは生検を考慮すべき所見であり、persistentは良性を疑う所見である。造影早期の急峻な造影効果は血流に富む乳癌の組織学的特徴を反映した所見である。これらダイナミックカーブのパターンと病変の形態や分布を総合的に判断し診断を行う。

至適撮像期間は月経開始5〜12日目の間に撮像するのが望ましいとされている。これは排卵後の黄体期では血流増加に伴い背景乳腺の造影効果が強く出てしまい病変とのコントラストが不良となってしまうことが理由としてあげられる。

MRガイド下生検についてもガイドラインで言及されている。MRIにより指摘された病変は通常、セカンドルック超音波で再度検索されるが、検出できない病変はMRガイド下生検の適応となる。ガイドラインでは乳房MRIを実施する施設は、MRガイド下生検が実施できるか、実施できる施設と密接な連携がとれる施設であるべきとしている。本邦でも今年度からMRガイド下生検が保険収載され実際の臨床現場での普及が急務とされる。

● **MRIを用いた検診の現状と課題**

乳癌発症リスクの高い女性いわゆるハイリスクグループのスクリーニングにおけるMRIの有用性は周知の事実であり、多くの研究が報告されている[6]。この様な背景をもとに海外では乳癌ハイリスクグループに対する検診としての乳房造影MRIが普及している。わが国でも日本乳癌検診学会から乳がん発症ハイリスクグループに対する乳房スクリーニングガイドライン」が発表されたが、海外と比較して普及していない現状がある。乳房造影MRI検診の課題としては日常診療における、MRIのタイトな検査枠、コスト、造影剤使用のリスクなどが挙げられるが、中でも長い検査時間はスループットに影響を及ぼす。そこでKuhlらは撮像時間が長い従来型の乳房造影MRI検査の検査時間を短縮するいわゆる短縮MRIの有用性を報告した[7]。現在、当院で行われている通常の乳房造影MRIは前述のガイドラインでも記した通り、造影前および造影後のダイナミック撮像を基本とし病変の形態、ダイナミックカーブを考慮して評価を行う。さらに脂肪抑制T2強調画像、拡

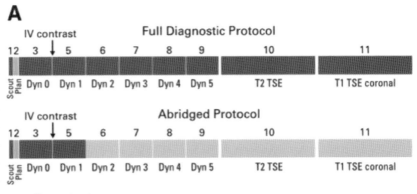

参考文献[7]内の図表です。
これをそのままではなく、これを元に次にシューマを作成しました。

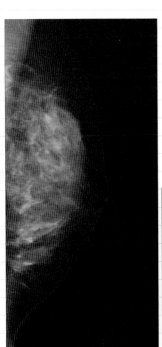
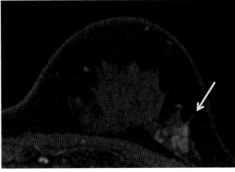
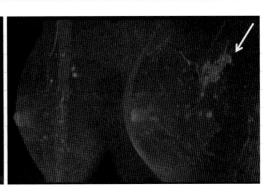

図1
a MMG上、病変の同定は困難。
b 造影後横断像
c MIP像で左乳房C領域に区域性分布のnon mass lesionを認め病変の存在が示唆され、非浸潤性乳管癌と診断された（矢印）。

CLINICAL REPORT

乳房MRI診断：診療および検診の現状と課題
聖マリアンナ医科大学附属研究所ブレスト＆イメージング先端医療センター附属クリニック放射線科 | 印牧義英

散強調画像などのシーケンスも加わり、トータルの撮像時間は機種や施設間にもよるが一般的には約30分（弱）前後の時間を要する（図2）。一方、Kuhlらが報告した短縮MRIでは造影前T1強調画像、造影後T1強調画像（ダイナミック撮像の第1相）のみを用いており、撮像時間はトータル3分となっており（図2）、従来型の撮像プロトコルと比較して病変検出に差がなかったとしている。また、読影時間についても言及しており、読影時間も従来の撮像プロトコルに比して短縮MRIのMIP像のみを用いた場合、大幅に短縮できるとしている。現在、わが国における、乳房造影MRIスクリーニングは一般的に広く普及している状況とは言い難いが、今後検査を取り巻く環境の変化によっては増加する可能性も考えられる。その中で様々な課題を考慮しつつクオリティーの高い検査を行うかが重要といえる。

● まとめ

本稿では乳房MRIにおける、わが国と海外の現状について述べた。乳癌診療における画像診断の役割も社会的背景により少しずつ変化が見られる。特に乳癌ハイリスクグループに関する早期発見やフォローアップに対する整備は急務と言える。そのための撮像や読影の精度管理に関しても高い精度で維持していく必要があると考える。

〈文献〉
1) Kuhl C et al: Prospective multicenter cohort study to refine management recommendations for women at elevated familial risk of breast cancer: the EVA Trial Journal of clinical oncology. 28: 1450-1457, 2010
2) Tozaki M et al: Magnetic resonance-guided vacuum-assisted breast biopsy: results in 100 Japanese women. Jpn J Radiol: 28: 527-533, 2010
3) American College of Radiology: Breast Imaging Reporting and Data System. 5th edition, 2013.
4) Mann RM et al: Breast MRI: guideline from the European society of breast imaging, Eur Radiolol 18: 1307-1318, 2008
5) Heron DE et al: Bilateral breast carcinoma: risk factors and outcomes for patients with synchronous and metachrounous disease. Cancer 88: 2739-2750, 2000
6) Raikhlin A et al: Breast MRI as an adjunct to mammogramphy for breast cancer screening in high-risk patients: retrospective review AJR 204: 889-897, 2015
7) Kuhl C et al: Abbreviated breast magnetic resonance imaging (MRI): first postcontrast subtracted images and maximum-intensity projection-A novel approach to breast cancer screening with MRI Journal of clinical oncology 32: 2304-2310, 2014

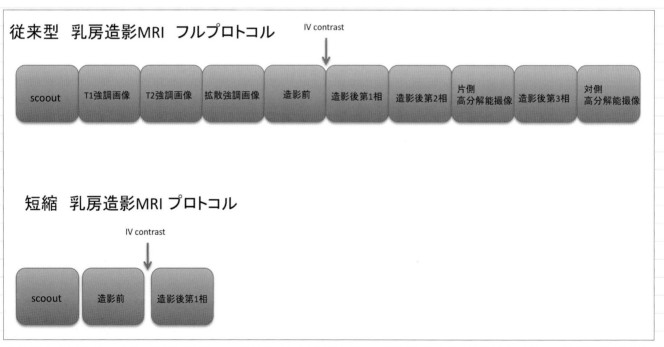

図2
a 従来型 乳房造影MRI フルプロトコル
b 短縮 乳房造影MRI プロトコル
　従来型の乳房造影MRIのプロトコルに対して短縮乳房造影MRIは大幅に時間短縮が図られている。

特集1　乳癌診療＆治療　最新アップデート

CLINICAL REPORT

造影CT直後の造影剤を活用した造影マンモグラフィ

1) 広島市立広島市民病院乳腺外科
2) 広島市立広島市民病院放射線技術部

大谷彰一郎[1]、岡田信子[2]

　造影CT直後の造影剤を利用した造影マンモグラフィは、当院の報告が世界初である。造影剤注入後15分まで十分に読影可能であり、乳房造影MRIと同等の病変の広がり診断も可能である。高濃度乳腺の診断には特に有効である可能性も示唆できた。また検査によるコスト面や安全性から造影CT直後の造影剤を利用した造影マンモグラフィは非常に有用な方法であり、従来の造影マンモグラフィの代替可能な手段である。

造影マンモグラフィとは?

　造影マンモグラフィ(以下、造影MMG)は、従来型MMGに造影剤を併用する画像診断法である。撮影前に経静脈的にヨード造影剤を投与し、従来型MMGと同様の撮影を行うが、実際には従来型MMGと異なる高低2種類の電圧で撮影を行っており、サブトラクション画像を得ることで新生血管を伴う乳房病変部の濃染効果を際立たせ、病変を鮮明に描出することができる。これはヨードのk吸収端である33keVの前後の電圧で撮影し、ヨードの電圧による吸収係数(μ)の差を利用して造影剤の亢進した部位を描出する方法である。しかも従来型MMGの電圧はヨードのk吸収端である33keVよりわずかに低い電圧であり、従来型MMGとサブトラクション画像の2種類の画像を同時に得ることが可能となった(図1)。これはGEヘルスケア社が開発し、2011年10月に薬事承認が得られたCESM(Contrast Enhanced Spectrum Mammograpyh)である。非イオン性造影剤をインジェクタにより静脈に急速注入し、2分後に乳房撮影を行うことが一般的には推奨されている[1,2,3]。

造影マンモグラフィの問題点

　すばらしいCESMであるが、問題点もある。まずは①保険収載されていないためコストが取れないこと、②MMG室での造影のため、医師と看護師が必要となり、マンパワーの問題、また③造影剤アレルギーに対するMMG室でのリスクマネージメントも必要となる。

造影CT直後の造影剤を活用した造影マンモグラフィとは?

　そこで、当院ではCT室とMMG室が隣接しており、術前CTや術後経過観察CT直後に残存還流を利用した造影MMGを撮影する運用を開始した(以下CT-CESM)。この運用により造影剤コストは造影剤CT検査として申請が可能となる。またCT室での造影によるため、放射線診断医の管理下での造影業務が行われ、リスクマネージメントにも配慮でき、MMG室での撮影で医師、看護師が不要になる。

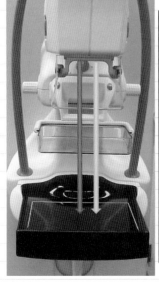
図1　CESMの原理

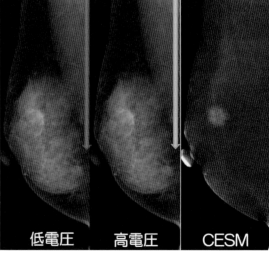
低電圧　　高電圧　　CESM

CLINICAL REPORT

造影CT直後の造影剤を活用した造影マンモグラフィ
広島市立広島市民病院乳腺外科 | 大谷彰一郎 ほか

●造影CT直後の造影剤を活用した造影マンモグラフィの実際は?

まず当院の倫理審査委員会の承認を得て、患者より書面で同意を得た後、臨床研究として施行した。

通常患者は、ヨード造影剤濃度300もしくは350mgI/mLシリンジを使用し、ヨード量500mgI/kgとなる投与量(mL)に設定(22Gサーフロ針、37℃で加温において、13kg/cm²を限界圧力)。造影剤の注入速度は全量50秒で注入できるように決定した。造影剤注入時は看護師の見守りのもと行い、撮影範囲は頭部〜骨盤部まで平行相のみの1相とし、造影注入開始後90秒より体幹部を撮影。その後、頭部を撮影した。

造影CT終了直後、速やかに乳房撮影担当技師と共に乳房撮影室に移動し、撮影体位は通常のMMGと同様で、撮影の順序は患側の内外斜位方向(mediolateral oblique projection:MLO方向)、頭尾方向(craniocaudal projection:CC方向)、健側のCC、MLOの順とした。

またCT-CESM円滑に行うにはCT室からMMG室までの患者さんをいかに安全かつ迅速に移動していただくかも重要であり、移動時の検査着着用や貴重品の管理などに関しても事務員を含めた多職種と会議を設け、検査の流れを共有し、事前に話し合いや反省会を設け修正し、その都度、改善を行った。

●ではCT-CESMは読影可能か?

乳癌と病理学的に診断された55例(2015年8月〜2016年11月)の術前CT-CESMを検診マンモグラフィ読影認定医である乳腺外科医2名によって従来MMGと比較読影した。従来MMGで腫瘤と診断した45例はCT-CESMでも全例読影可能であった。従来MMGで石灰化のみの7例のうち、3例はCT-CESMでは指摘困難であった。従来MMGで構築の乱れ2例はCT-CESMでも2例とも指摘可能であった。特筆すべきは従来MMGで腫瘤を指摘できなかった2例(高濃度乳腺)が、2例ともCT-CESMでは指摘可能であった。1例を提示する(図2)。この症例は高濃度乳腺で従来MMGでは腫瘤の指摘は困難であった。一方CT-CESMでは4個の多発の腫瘤を指摘でき、いずれも浸潤性乳管癌だった。このように背景乳腺が高濃度乳腺で腫瘤が指摘できない場合はCESMの方が腫瘤指摘が容易で有利である。

●病変の広がりをCT-CESMでは正確に診断できるのか?

術後病理結果、乳房MRI結果、CT-CESMの結果が出そろった46症例(2015年8月〜2016年8月)に関して乳房MRI、CT-CESM、術後病理結果でそれぞれ最大径、最小径、中央値を測定し、ピアソンの相関係数の検定を用いて比較検討を行った(図3)。今回の検討ではCT-CESM・造影MRIにおける病変の広がりは相関係数0.959で、CT-CESM・術後病理標本における病変の広がり相関係数も0.908であり、CT-CESMでの乳癌の病変の広がり診断と乳房MRIでの広がり診断と実際の術後病理結果での広がり診断とで差は認めなかった。つまりCT-CESMでの乳癌の広がり診断は正確で有用である可能性を示唆できた。

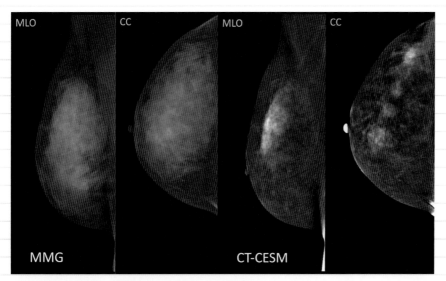

図2　症例:50代女性　組織型Invasive ductal carcinoma

図3　病変の広がりの比較(CT-CESM・MRI・術後病理標本)
　　CESM・造影MRI・術後病理標本における浸潤径比較を行ったが、CESMと造影MRIとの相関係数は0.959119、CESMと術後病理標本の相関係数は0.90781であり、強い相関が見られた(ピアソンの相関係数の検定)。
　　MMG、US/再現性がありwhole scanできるのがMMGの良い点。
　　MRIにはかなわない。圧迫、MRIはのびるピアソンの説明できるように2つの変数の直線的な関係を見る。

・術後病理結果が出揃った46病変に対してのみ検討。

(浸潤癌、非浸潤癌含む)

	N	最小値(cm)	最大値(cm)	中央値(cm)
CT-CESM	46	0.5	5.8	1.6
造影MRI	46	0.4	5.9	1.5
術後病理標本	46	0.1	7	1.5

・CT-CESM・造影MRIにおける病変の広がりは相関係数**0.959**。
　CT-CESM・術後病理標本における病変の広がり相関係数は**0.908**。

(ピアソンの相関係数の検定)

次に造影CTの造影剤投与後、読影可能なCT-CESMの撮影開始時間は?

次に実際に造影CTの造影剤投与後、何分後までに撮影を開始したら読影可能なCT-CESMは撮影可能なのだろうか? 乳癌と病理学的に診断された91例(2015年8月〜2017年3月)の術前CT-CESMを検診MMG撮影認定診療放射線技師3名が視認性について確認した。濃染部が指摘可能な症例を描出(+)、指摘不可能な症例を描出(−)とした。描出(+)の中でも背景乳腺に比し、辺縁明瞭・濃度強はStrong、辺縁やや明瞭・濃度普通〜弱はMedium、辺縁不明瞭・濃度弱〜淡に描出はWeakとして評価を行った。撮影開始時間の7分以前と7〜15分、15分以上の3群に分けて検討した。97.4%が描出(+)であった。撮影開始時間の7分以前と7〜15分では視認性は同等であったが、15分以上では明らかに視認性は減弱しstrongが減少し、weakが増加していた(図4)。つまり造影CTの造影剤投与後15分までなら十分に診断可能なCT-CESMを撮影できる。15分あれば「CT検査室から乳房撮影室へ」という場所移動の撮影も十分に可能であり、CT-CESMの施行が更に一般化・普遍化する可能性が示唆できた。

CT-CESMの有用性が期待できる場面

当院独自のCT-CESMでは、診断能を確保しながら、患者への侵襲や経済的負担をかけずにCESMを行うことを可能とし、特に造影MRIを経済的要因や、体内金属により施行できない患者に対し臨床的に有用である可能性がある。

結語

造影CTの残存還流を使用したCT-CESMは当院が世界初の報告である。当院のCT-CESMは造影開始後15分まで十分に読影可能であり、乳房MRIと同等の病変の広がり診断も可能である。高濃度乳腺の診断には特に有効である可能性も示唆できた。また検査によるコスト面や安全性から造影CT直後の造影剤を利用したCT-CESMは従来のCESMの代替可能な手段である。

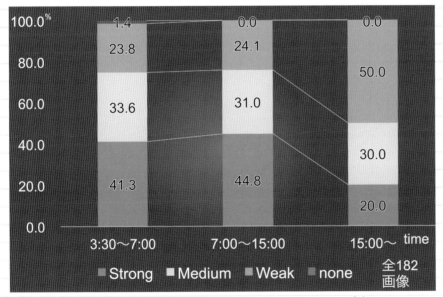

図4 視認性と造影剤注入開始からの撮影開始時間の検討／7分以前と7分〜15分と15分以降
15分以降では視認性の傾向が変わり、Weakの割合が多くなった

〈文献〉
1) Daniaux M et al: Dual-energy contrast-enhanced spectral mammography (CESM). Arch Gynecol Obstet 292(4): 739-47, 2015
2) Dromain C et al: Evaluation of tumor angiogenesis of breast carcinoma using contrast-enhanced digital mammogmphy. AJR187(5): W528-W537, 2006
3) Lobbes MB et al: Contmst-enhanced mammography: techniques, current results, and potential indications. Clin Radiol 68(9): 935-944, 2013

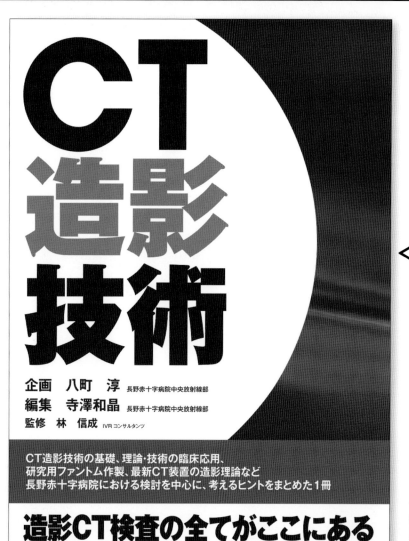

売上No.1!!

第41回日本放射線技術学会秋季大会にて売上No.1を獲得！放射線科医、診療放射線技師の皆様からご支持を頂いた、造影CT検査の全てをまとめた必携の1冊！

企画／八町　淳（長野赤十字病院）
編集／寺澤和晶（長野赤十字病院）
監修／林　信成（IVRコンサルタンツ）
定価4,500円（本体4,286円＋税）
B5版／296P
ISBN978-4-86291-099-8

Chapter 1
造影理論
1-1：TDC　1-2：造影剤使用量　1-3：TDCの補正

Chapter 2
注入技術
2-1：造影剤注入方法　2-2：タイミングの補正

Chapter 3
理論・技術の臨床応用
3-1：頭頸部　3-2：体幹部　3-3：心臓　3-4：その他

Chapter 4
造影効果とdual energy

Chapter 5
肝臓質的検査の現状

Chapter 6
造影研究を進めるためのファントム作成

本のお求めは全国の大型書店、または弊社WEBサイトから！

電子書籍版も発売中!!

メディカルアイ　〒171-0022 東京都豊島区南池袋3-18-43 内山ビル3F
TEL.03-5956-5737　FAX.03-5951-8682
http://www.e-radfan.com/

特集1　乳癌診療＆治療　最新アップデート

CLINICAL REPORT

昭和大学における乳房再建の現状

昭和大学形成外科｜草野太郎

　昨今の乳がん患者数増加、また乳房再建の需要増加に伴い多様化するニーズに対してわれわれ形成外科医は各々の患者に適した再建プランを提案することが重要である。本稿では人工物再建における昨今のトレンドや術式の工夫、脂肪注入による全乳房再建、予防的乳房切除術、術後の下着の開発、プロが選ぶ再建方法の選択など昭和大学で行なっている乳房再建の特徴につき述べる。

　Recently demand for breast reconstruction has increased, and needs have diversified. It is important for plastic surgeon to suggest a suitable reconstruction plan for each patients.
　In this article, we describe the features of breast reconstruction in the department of Plastic Surgery, Showa University below.

- Current trends in breast reconstruction of artifacts and ingenuity of operation techniques.
- Total breast reconstruction with fat injection.
- Prophylactic mastectomy.
- Development of underwear after breast surgery.
- PPTI: Professional's Preference Treatment Index.

●はじめに

　2013年にシリコンインプラントによる乳房再建が保険適応になってから早いもので5年が経過した。現在、全国では人工物による乳房再建が年間7,000件近く行われている。また認定施設は全国で500施設程度にものぼり、責任医師・実施医師を合わせると1,500名を超える医師の登録がある。シリコンインプラントによる再建の保険適応を皮切りに、乳がん手術の術式にも少なからず影響が及び、保険適応以前は多かった乳房温存術を全摘術の数が上回っている。また人工物による再建の大多数は関東地区で施行されており、未だ都心一局集中の治療であると言える。シリコンインプラントによる再建が保健適応になったことで形成外科医のみならず乳腺外科のドクターも患者に乳房再建を勧めやすくなっていることは事実であり、患者にとっては選択肢が増えたことは大きなメリットである一方、選択肢が多数あるがゆえ、再建方法につき悩む患者が増えた。われわれ形成外科医は、患者が本来「絶対必要とは言えない」乳房再建を本当に望んでいるか把握することから始め、各々のライフステージやライフスタイルにあった再建プランを提案することが重要であると考えている。

●再建の方法

　乳房再建は周知のとおり人工物による再建、そしてもう一つは自家組織による再建の2種類が存在する。人工物による再建はシリコンインプラント、またヒアルロン酸によるものが挙げられるが、ヒアルロン酸は保険適応になっていないこともあり当院では採用していない。
　シリコンインプラントによる再建は比較的低侵襲で行えることもあり、高齢の女性、また仕事や子育てに追われる忙しい女性には向いている治療であると言える。保険が効くことから勧めやすい治療となっていることは事実であるが、長期使用による合併症は、程度の問題はあるものの、必ず生じるものであると考えて患者に説明する必要がある。術後10年におけるインプラントの破損率は20人に1人の割合と報告されている。破損した場合はシリコンインプラントを入れ替えれば元どおりになり、またその後の10年同じように形を保てるかというとそうではなく、残された乳房の組織はシリコンインプラントという介在物があることによる血流遮断のため、栄養不足による菲薄化を生じ、ひいては被膜拘縮につながることを医療者側は常に念頭におく必要がある。
　リスクもあるが需要の高い治療であることは間違いなく、当院でもシリコンインプラントによる再建が主流である。他院とは多少異なるコンセプトであろうという部分を以下に挙げる。

1. ティッシュエキスパンダーの初期注水量

　乳房切除時に挿入するティッシュエキ

CLINICAL REPORT

昭和大学における乳房再建の現状　昭和大学形成外科 | 草野太郎

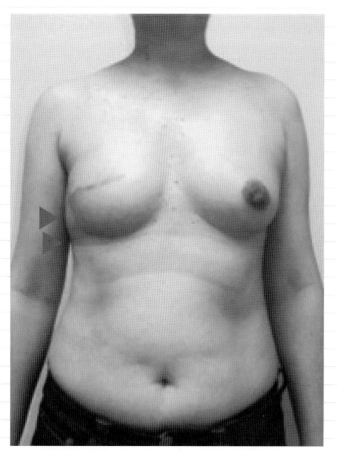

図1

スパンダーの初回注水量を検体切除量から計算し、最終的に入れるシリコンインプラントのボリュームを予測した値に近づけるようにしている。これにより初回注水量は多めになる。つまり術直後から胸の喪失感が少なくて済み、また患者が注水に通う通院回数を減らすことができるといったメリットが生まれると考えている。

2. Sliding Cut（SC）とLateral Fat Repositioning（LFR）

当科で行っている独自のコンセプトにLateral Fat Repositioningがある。乳房切除により残された組織は支持組織を失うため、乳房外側に（図1）のような段差が生じる。これは（図2）のごとく、乳腺組織を切除された後に外側の皮下脂肪が支持組織を失うために生じる現象である。そこで当院では、一般的なmuscular pocket法に加えて筋膜と脂肪にsliding cut（図3）を加えることで、外側の脂肪を分割し体の前方に移動させるLateral Fat Repositioningという方法を用いて段差

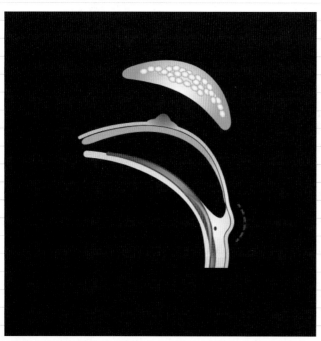

図2

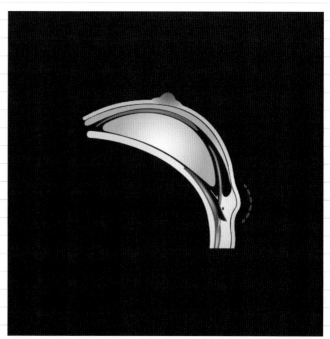

図3

をなくし乳房外側のすっきりした形が得られるように心がけている(図4)。

3. 局所麻酔下による入れ替え手術

一般的にシリコンインプラントへの入れ替え手術は、全身麻酔下に施行している施設が多く当院でも同様である。しかしながら条件の整った患者の場合希望があれば、局所麻酔下での入れ替え手術を行っている。局所麻酔で施行した患者は状況次第ではあるが、日帰りも可能であるため、仕事や子育てが忙しい世代の患者には高評価を得ている。

4. ダイレクトインプラントによる再建

乳がん手術と同時に直接インプラントを挿入する、いわゆる「ダイレクトインプラント」はある意味理にかなった手術であると言える。何よりも手術が一度で終わるということが最大のメリットとして挙げられる。患者にとっては手術回数もさることながら、注水に通うといった煩わしい外来通院から解放されることや、医療費の削減を見込めるといった効果も期待できる。しかしながら事前に乳腺をどれくらい切除されるか予測困難であることから商品発注の難しさがあり、二期再建と比較し整容的な結果を出すには経験を要することも事実である。

最近Nipple sparing mastectomy 乳輪乳頭温存乳腺切除の保険点数が上がったことから同術式は増加し、それに伴いダイレクトインプラントの適応症例も増えている。昨今の乳房再建のトレンドとなっていることもあり、当院でも安定した結果を出せるよう力を注いでいる。

5. 脂肪注入による再建

自家組織による再建方法には以前より存在する広背筋皮弁や腹部穿通枝皮弁が有名であるが、今回は割愛し脂肪注入についてお話しする。脂肪注入は採取部位に大きな瘢痕を残すことなく、余分な脂肪を乳房欠損部に移行できることから、効率的な術式であると言える。当院でも脂肪注入による全乳房再建に取り組んでおり、再建希望患者の15%程度は脂肪注入のみによる全乳房再建を選択している。図5は痩せ型の女性であり、最小サイズのシリコンインプラントを使用しても健側と対称性が得られないということから脂肪注入を希望した。脂肪注入を4回施行した結果、乳頭位置の左右差は残るものの高い満足度を得られた。

脂肪注入による再建は術後一定期間を経過するとメンテナンスフリーになることが最大のメリットと言える。しかしながら、当然問題点も少なからずある。①残された皮弁の組織が薄すぎる。②痩せすぎていて採取できる脂肪がない。③放射線照射症例においては生着が悪い、などが手術適応を検討する重要なポイントとして挙げられる。①と②のバランスが悪い場合は、複数回の手術を施行したところで最終的に満足のいくボリュームに仕上がらない結果となってしまう。

当院では特に放射線照射症例において、広背筋を小さく採取して脂肪注入の土台にするといったコンビネーション治療も提案している。このミニ広背筋と脂肪注入のコンビネーションは、痩せ型で乳房のボリュームが大きい方の場合にも適応があると考えている。採取する脂肪の量が足りない分を、広背筋で補うというコンセプトである。

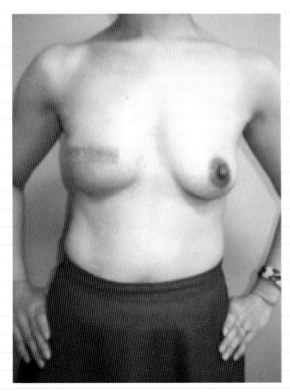

図4

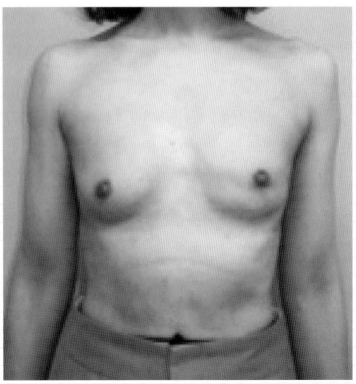

図5

また現時点では脂肪注入による再建は自費診療であるため、選択に制限がかかることは否めない。

6. 遺伝性乳癌卵巣癌（HBOC）に対する対側リスク低減乳房切除術（CRRM）

当院ではHBOCに対するCRRMは2013年に倫理委員会で承認されており、現在は形成外科、乳腺外科、産婦人科、遺伝診療部門によるチーム医療で包括的に患者の医学的管理を行っている。

乳癌の5〜10％は遺伝性といわれており、その中で最も多いのが癌抑制遺伝子である*BRCA1*と*BRCA2*の病的変異である。一般の乳癌と比較し*BRCA1*もしくは*BRCA2*が陽性であると、対側乳癌発症率が高いと報告されている。*BRCA1*変異陽性者は70歳までの乳癌発症リスクが83％で、卵巣癌発症リスクは39〜63％とされている。一方、*BRCA2*変異陽性者の70歳までの乳癌発症リスクは62％で、卵巣癌発症リスクは16.5〜27％と報告されている。HBOCに対しリスク低減乳房切除術を施行することで、乳癌発症リスクの90％近くの低減効果が認められる。リスク低減乳房切除術には乳癌未発症者の両側乳房予防切除（BRRM）と、片側乳癌発症者のCRRMがある。生命予後の改善のエビデンスがあるのはCRRMのみとなっており、当院では現状CRRMのみを施行している。

7. 乳房再建術後用下着の開発

当院では3年前から乳房再建術後用下着の開発を行い製品化にたどり着いた。乳がん患者の特徴として健側乳房は柔らかくて動くが、一方シリコンで再建した胸は固くて動かない。このように全く性質の異なる乳房に対して両側ともに同じ形状のブラジャーでは対応できないのではないかと考え開発に至った。多くの試作品を経た結果、ブラジャーを2つに分割し左右異なるカップ形状のブラジャーを組み合わせることで解決できるというコンセプトにたどり着いた。3Dスキャンによって得られた画像から、シリコンで再建された乳房の形状を研究し、理想のカップ形状を得た。また、健側に対しては下垂を防止できるカップ形状のブラジャーを作成した。2種類の異なるカップ形状のブラジャーを組み合わせることで、左右が異なる乳房に対応できる下着を製品化した。本製品は乳房オンコプラスティックサージャリー学会の班研究として報告を挙げている（**図6**）。

8. PPTI（Professional's Preference Treatment Index）

患者が乳房再建方法を決定する上で、医師による説明が最も影響を及ぼすという報告がある。自信を持って患者に勧められる手術は自分自身にも、また身内にも勧められる手術であるべきではないかと考えられる。そこで昨年13施設56名の乳がん治療に携わる乳腺外科医と形成外科医を対象に「自分が乳がんになった場合どの再建方法を選択するか」という内容のアンケートを行った。その結果、シリコンインプラント希望59％、自家組織希望21％、再建を希望しない20％という結果になった。その道のプロが答えたこの結果は、患者が乳房再建を決定する一つの指標となり得るのではないかと考え、この方法論をPPTI（Professional's Preference Treatment Index）と提唱している。

以上当院における乳房再建の特色や最近のトレンドを述べた。乳房再建とはもちろん元の形に近づけること、もしくは左右対称な乳房を目指すことであるが、患者のライフスタイルやライフステージに応じた再建プランを提案できることがわれわれ形成外科医の使命であると考えている。

乳房再建により「ふくらみ」を取り戻すことで、患者に「自身」や「自信」を取り戻して欲しいと願っている。

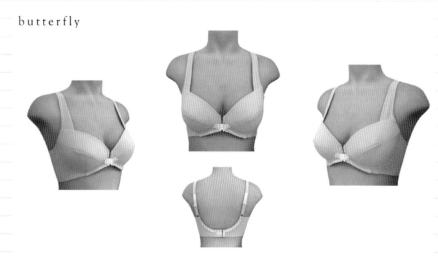

図6

特集1 乳癌診療&治療 最新アップデート

CLINICAL REPORT

画像診断:乳房トモシンセシス

1) NHO国立病院機構高崎総合医療センター乳腺・内分泌外科
2) NHO国立病院機構東京病院放射線科

鯉淵幸生[1]、藤田克也[2]

　乳房トモシンセシスは乳房を短時間で複数回スキャンし、複数の角度で静止画像を収集し再構成する三次元撮影技術である。この画像を用いることにより、重なりを低減することができるため、周囲に浸潤する乳がんの微細な辺縁の形状を認識し早期発見できる可能性が高まる。被ばく量が問題となっていたが、3Dからの2D類似合成画像の作成、被ばく量を低減する装置の開発など、様々な技術革新がなされている。また、トモシンセシスを用いた画像診断下針生検が広く行われるようになり、患者の負担軽減がなされている。

　Digital breast tomosynthesis (DBT) is a three-dimensional imaging technique, which reconstitutes to collect images at a plurality of angles by scanning the compressed breast multiple times in a short time. DBT reduces the effect of tissue superimposition and may improve mammographic interpretation. Although the exposure dose was a problem, various technological innovations such as the creation of a synthesized two-dimensional mammography combined with tomosynthesis and the development of a device for reducing the exposure dose have been made. Tomosynthesis guided needle biopsy has been carried out, and the burden on patients has been reduced.

●乳房トモシンセシス(tomosynthesis)について

　2011年に発売された乳房トモシンセシス装置はわが国でもかなり普及し、乳腺診療にかかわる医療従事者の多くがその画像を体験していると思われる。トモシンセシスとは、圧迫された乳房を短時間でスキャンし、複数の角度で静止画像を収集する三次元撮影技術である。収集した個々の画像は、一連の薄い高解像度断層像に再構成され、1画像ずつ、または連続的に動画状に表示される[1,2]。わが国では薬事承認されているものの、欧米とは異なり保険診療点数を認められておらず、トモシンセシス撮影を加えてもデジタルマンモグラフィと同じ保険請求となる。

　トモシンセシス機能を加えたデジタル式乳房X線撮影装置は、現在4社から発売され、徐々に広がりを見せている。それぞれの装置で特徴が異なるが、共通なことは、乳房を従来と同様に圧迫し、ディテクタを移動させずに、圧迫した乳房に対しX線管球を移動・回転させて撮影を行うということである。相違点は、回転角度と要する時間、2Dと3Dを同時に撮影可能な装置と2D撮影後に3Dを改めて撮影しなければならない装置がある事、撮影枚数と角度の違い、再構成法の違いなど、技術特性に基づくものが多い。最近は各社ごとに画像の改良、被ばく量低減、フェイスガードの取り換えを不要にするなど、さまざまな工夫がなされている(**表1**)。

●トモシンセシス装置、それぞれの特徴

　開発当初はX線の投影データを逆投影することによって画像上に生じるボケを改善するためにCTなどで用いられている、Filtered Back Projection (FBP)法をほとんどの装置が採用していた。この方法では高速フーリエ変換の利用により画像再構成時間は短くて済み、検診の場でも臨床の場でも従来のデジタルマンモグラフィにトモシンセシス撮影を加えても瞬時に画像を確認する事が可能で実用性が高い。わが国で最初に使用可能となったSIEMENS社とHologic社の装置は現在でもFBP法を採用している。富士フイルムの装置もかつてはFBP法を採用していたが、最近では逐次近似法から逐次超解像へと変換した。

　SIEMENS社の装置は、診断能を向上させることを第一としており、すべてのスライス面でボケのないクリアなトモシンセシス画像を得ることをコンセプトとしている。そのために、あえて振り角を大きくし、曝射回数を多くしている。その方法により、ボケが少なく皮膚面から皮膚面までのすべてのスライス面が鮮明に描出される(**図1a**)。ピクセルサイズも2D撮影時と同じ85μmで行うことができる。曝射回数は多いが、トータル線量を抑える工夫はなされており、トモシンセシス撮影時の被ばく量は1.5mGy程度である。欠点は、振り角が大きいためフェイスガードの交換が必要で、乳がん検診には使いづらく、あくまでも診療の場における追加撮影が使いどころとなる。

　Hologic社の装置は、撮影時の振り角15度と最も小さく、フェイスガードの取

CLINICAL REPORT

画像診断：乳房トモシンセシス
NHO国立病院機構高崎総合医療センター乳腺・内分泌外科 | 鯉淵幸生 ほか

り換えも不要で、2Dと3Dの両方を撮影しても合わせて7秒と最も短時間で終了する。撮影画像は1秒程度の遅れで描出され、撮影者は3D撮影の元画像（RAW data）、2D撮影の完成像をほぼリアルタイムで確認できる。3D再構成画像（被写体厚+5mmを再構成範囲として1mm間隔のスライス画像、画素サイズ95μm）も4秒後には本体コンソールで観察でき、診察室のモニタに送信可能なので、デジタルFPD 2Dマンモグラフィ撮影に比べて2方向撮影でもトータルで1、2分時間が余計にかかるだけである。多忙な乳腺外来での診療にも十分対応可能、さらにフィルム検診では従来できなかった撮影後即観察が可能である。したがって、この装置の開発コンセプトはscreeningを意識したものと考えられ、事実欧米でのscreeningでの大規模データもこの装置を用いたものである[3〜5]（表2）。その結果によれば、要精検率は15%減少し、乳がん発見率は29%上昇し、しかもトモシンセシス上乗せにより発見される乳がんのほとんどすべてが浸潤癌であり、浸潤癌の発見率は41%上昇するという素晴らしいデータである[5]。この結果は、素晴らしいデータではあるが、デジタルマンモグラフィでの要精検率が10.7%とわが国に比べて高く、トモシンセシスを加えても9.7%までの減少にとどまっており、こと要精検率の減少においてはわが国でも同じ結果が得られるわけではない。我々は7年前から対策型検診にこの装置を用いているが、2Dにトモシンセシスを上乗せすると、FADの要精検は減るが、2Dでは認識されない微小病変が3Dでは認識され、トータルの要精検率は上昇する。画像の特徴は、従来のHologic社のデジタルマンモグラフィと同様にエッジ強調処理がなされているコントラストの強い画像である。2Dよりも画素サイズが大きいにもかかわらず、石灰化も強調して描出されるので、慣れないとびまん性石灰化がところどころ集簇性に見える可能性はある。また、トモシンセシスにすると濃度の情報（中心高濃度かどうかなど）は少なくなるので、辺縁に浸潤を示唆する所見の乏しい病変には注意が必要となる（図1b）。

1回の計算で再構成像が求まることで速やかに画像が得られるFBP法に対し、仮定した初期画像から計算で作成した投影と実測投影との整合性を反復計算によって高めていき像を作る画像再構成法は逐次近似法（Iterative Reconstruction）と呼ばれる。逐次近似法は計算時間を多く必要とするが、雑音の性質や、装置の分解能、被写体の性質などの事前情報を式中に組み込めるため、よりアーチファクトが少なく鮮明な画像が得られる。GE社ではこの画像再構成法に着目し、逐次近似法を応用したトモシンセシスを開発した。その画像は振り角が小さいがボケがやや少なく、アーチファクトも少ない（図1c）。以前は、画像を得るまでに時間がかかり、瞬時の画像確認ができなかったためやや不便さを感じたが、最近ではコンピュータの高度化・高速化によりそれも解消され、タイムラグはほとんどなくなった。また、以前はCC撮影の際にフェイスガードの取り換えを必要としたため、欧州での検診の場での運用は2D撮影2方向+MLOトモシンセシスで行われていたが、最新の機種ではそれも解消され、2方向とも2D撮影と3D撮影を同時に行う事が可能になった。

富士フイルムでは開発当初はFBP法を採用していたが、逐次近似法へと移行し、現在は逐次超解像再構成法と言われる技術でトモシンセシス画像を構築している。富士フイルム社製の装置の特徴は、検診の場で用いるように短時間撮影で存在診断を行うST（standard）modeと振り角を大きくし曝射回数を増やし精密検査用に携帯把握を行うHR（high-resolution）modeを備えていることである。また、不均一高濃度の乳房の多い日本で開発されてい

表1　各社トモシンセシス装置　機能比較

会社	SIEMENS MAMMOMAT Inspiration	Hologic Selenia Dimensions	GE SenoClaire	富士 AMULET Innovality（2モード）	
				ST	HR
振り角	±25	±7.5	±12.5	±7.5	±20
曝射回数	25回	15回	9回	15回	15回
撮影時間	連続 25秒以下	連続 4秒以下	STEP 10秒以下	連続 4秒以下	連続 10秒以下
線量（2D比較）	1.5倍	1.2倍	1.0倍	0.8倍	1.2倍
連続撮影	Combo	Combo	Combo	Combo	Combo
DICOM	可能	可能	可能	可能	可能
フェイスガード交換	必要	不要	不要	不要	必要
使用圧迫板	24×30	18×24	24×30	24×30	24×30
分解能	85μm	97μm	100μm	150μm	100μm
再構成	FBP 領域指定可	FBP法	逐次近似	逐次超解像	逐次超解像
その他		C-View	V-preview		

表2　screeningにおけるトモシンセシスの上乗せ効果

	2D	2D+3D	Relative change	P-value
受診者数	281,187	173,663		
要精検率	10.70%	9.10%	−15%	P<.001
がん発見率	4.2/1000	5.4/1000	29%	P<.001
浸潤がん発見率	2.9/1000	4.1/1000	41%	P<.001
陽性反応的中率	4.30%	6.40%	49%	P<.001
針生検陽性的中率	24.20%	29.20%	21%	P<.001

（文献5より改編引用）*JAMA* 311: 2499-2507, 2014.

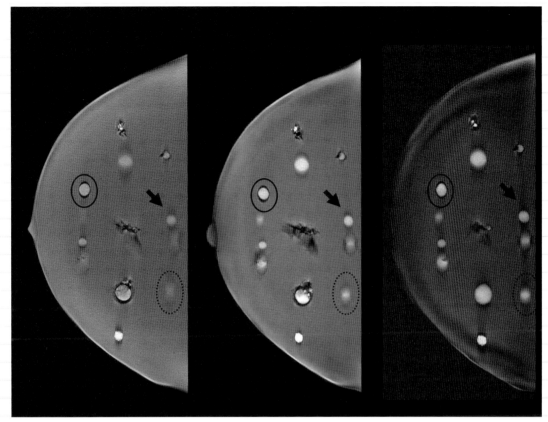

図1　マンモトームファントムを用いた画像
a　SIEMENS社
b　GE社
c　Hologic社
背景乳腺なし。実線○の部分に焦点を合わせている。
点線で囲んだ部分の見え方の違いが振り角によるボケの強さの違い。振り角が大きい方がボケは少ない。
→部分が軌道方向のアーチファクトの強さの違い。逐次近似法が発生がアーチファクト発生は少ない。

るので、トモシンセシスの苦手な内部の濃度情報を残すような工夫がなされている。トモシンセシス撮影は2D撮影に対してX線の線質やグリッド有無の違いがあるため、（特に厚い乳房で）低コントラストになりやすい。そこで、圧迫厚の情報に基づいて、画素毎の散乱線含有率を推定して散乱成分を減算し、目標とする2D撮影と同等コントラストになるように調整されている。

● 高濃度乳房への対応策としてのトモシンセシス

現在、臨床的あるいは乳がん検診の場で問題になっているのがdense breast高

表3　Dense breastにおけるトモシンセシスの上乗せ効果

	2D	2D+3D	Difference
受診者数	131,996	84,243	
要精検率	12.70%	10.90%	−18
がん発見率	4.5/1000	5.8/1000	1.4
浸潤がん発見率	2.9/1000	4.2/1000	1.4
陽性反応的中率	3.80%	5.70%	1.9

（文献6より改編引用）*JAMA* 315: 1784-6, 2016.

表4　2D、2D+トモシンセシス(3D)、合成2D+3Dの比較

	2D	2D+3D	合成2D+3D
受診者数	32,076	30,561	16,173
要精検率	8.70%	5.80%	4.30%
がん発見率	5.3/1000	6.4/1000	6.1/1000
浸潤がん率		61.30%	76.50%
陽性反応的中率	6.00%	10.90%	14.30%

（文献9より改編引用）*Radiology* 283: 70-6, 2017.

CLINICAL REPORT

画像診断：乳房トモシンセシス　NHO国立病院機構高崎総合医療センター乳腺・内分泌外科｜鯉淵幸生 ほか

濃度乳房への対応策である。検診では2Dマンモグラフィが基本デバイスではあるが、それに補助するのは何がいいのかという議論がなされ、その中にトモシンセシスも含まれている。トモシンセシスは文献5、**表2**に示すように、スクリーニングデータで乳がん発見感度を上昇させるが、高濃度乳房でも要精検率を下げ、がん発見率を上げることが報告されている[6]（**表3**）。The American College of Radiologyに関連したSociety of breast imagingでは再診トピックスのoverviewを"White Papers"として公表しているが、その中で、「高濃度乳房向け2Dマンモグラフィ検診に対する補助検査としてトモシンセシスは要精検率を下げ、乳がん発見率をあげるが、極めて高濃度の乳房の場合には、内部コントラストが低いためその効果が低い可能性がある。」と述べている[7]。また現在、2Dマンモグラフィ検診の結果が陰性だった高濃度乳房の検診受診者向けの追加検査についてトモシンセシスが良いか超音波が良いかの比較試験がTomosynthesis (TS) or Ultrasound (US) in Mammography-negative Dense Breasts (TOMUS). としてUniversity of Genovaを中心に行われている[8]。

● トモシンセシス撮影装置の今後

トモシンセシスの高解像度化、低線量化、バイオプシー対応が現在行われている技術革新である。

1. トモシンセシス高解像度化

トモシンセシスの利点は重なりを排除することにより微細な辺縁を可視化し、小さな病変を発見しやすくすることにあるが、表1に示すように2Dデジタルマンモグラフィに比べてSIEMENS社以外のトモシンセシスは分解能が低い。SIEMENS社は前述したようにトモシンセシス高分解能にこだわりを持っていて、振り角を大きくし曝射回数を大きくし、ピクセルサイズも2D撮影時と同じ85μmである。最近、新製品の発表があったが、コンセプトに変化はない。他社のトモシンセシスのピクセルサイズは2Dに比べると大きくなる。したがって、一定の大きさを持つ石灰化についてはエッジ強調処理により2Dよりもトモシンセシス画像のほうが鮮明に見えるが、極めて淡い石灰化はトモシンセシス画像では認識できなくなる場合がある。Hologic社はその点を改良し、トモシンセシスのピクセルサイズを2D撮影時と同じ70μmで再構成した新製品を開発しFDAの認可を受けた。

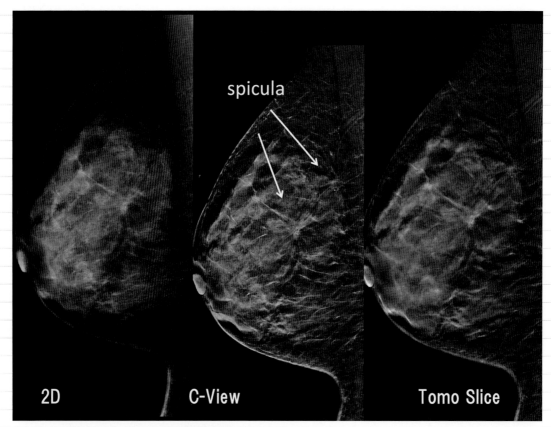

図2　2D、C-View、トモシンセシスでの読影画像比較　　a｜b｜c
　　a　従来の2D
　　b　synthesized 2D:C-View
　　c　トモシンセシス
aでは濃度上昇と構築の乱れ疑い。bは3D画像から2D画像を再構成したもの。cとbでは2か所のspiculaが確認でき拾い上げが容易になる。ただしbでは大きな腫瘍の濃度を感じられない。

2. 低線量化

　2Dデジタルマンモグラフィとトモシンセシス撮影の両方を行う場合は、被ばく線量の増加は避けて通れない。これが、トモシンセシス最大の欠点であり、各社とも工夫をこらしている。多くは、3D画像から2D類似画像（synthesized two-dimensional mammography combined with tomosynthesis）を作成し2D撮影を省略しようという試みを行っていて、Hologic社の装置はすでに認可を得て、2D撮影を省略し、2D類似画像（C-View）＋トモシンセシスの読影で乳がん検診が行われ始めた。そして、C-View＋トモシンセシスが2D単独あるいは2D＋トモシンセシスと比べて要精検率が低く陽性反応的中度（PPV）が高いという報告もある[9]（**表4**）。この画像を**図2**に示すが、C-Viewはたとえて言うならばトモシンセシス版MRIのMIP画像であり、病変の候補を表示し、それをもとにトモシンセシス読影を行う。目次と評されることもあり、それ自体で診断を行うのではなく、あくまでもトモシンセシス読影の補助という位置づけである。このC-Viewで注意すべきことは濃度情報が失われることで、高濃度乳房で辺縁に所見が乏しい場合には内部コントラストが低いためpick upできない可能性がある。高濃度乳房の多いわが国では2D撮影の省略は危険と考える。GE社にも同様の機能がある。富士フイルムも3Dからの2D類似再構成画像の作成も行っているが、トモシンセシス撮影も2D撮影も独自の技術を用いて低線量化を図り、他社のものと比較して低被ばく量を実現している。

3. トモシンセシスガイド下バイオプシー

　これについては各社ともすでに開発済みで使用可能になっている。以前は角度を変えた複数回のステレオ撮影でZ軸の位置を確定していたものを、トモシンセシス撮影1回で行う事が可能で、検査時間と被ばく量が低減され、患者さんの負担減となっている。

● **まとめ**

　乳房トモシンセシスの技術は、マンモグラフィの情報量を格段に増やし、乳がんを発見しやすくすることを可能にした。被ばく量の低減などの改良が続けられており、トモシンセシスがマンモグラフィの標準となる日もそう遠い未来ではないと考える。

〈文献〉
1) Niklason LT et al: Digital tomosynthesis in breast imaging. Radiology 205: 2399-2406, 1997
2) Dobbins JT Ⅲ et al: Digital x-ray tomosynthesis: Current state of the art and clinical potential. Phys Med. Biol 48(19), R65-106, 2003
3) Skaane P et al: Two-view digital breast tomosynthesis screening with synthetically reconstructed projection images: comparison with digital breast tomosynthesis with full-field digital mammographic images. Radiology 271: 655-663, 2014
4) Zuley ML et al: Comparison of two-dimensional synthesized mammograms versus original digital mammograms alone and in combination with tomosynthesis images. Radiology 271(3): 664-671, 2014
5) Friedewald SM et al: Breast Cancer Screening Using Tomosynthesis in Combination with Digital Mammography. JAMA 311(24): 2499-2507, 2014
6) Rafferty EA et al: Breast Cancer Screening Using Tomosynthesis and Digital Mammography in Dense and Nondense Breasts. JAMA 315(16): 1784-1786, 2016
7) Berg WA et al: Breast Density and Supplemental Screening https://www.sbi-online.org/RESOURCES/WhitePapers/TabId/595/ArtMID/1617/ArticleID/596/Breast-Density-and-Supplemental-Screening.aspx
8) https://clinicaltrials.gov/ct2/show/NCT03033030
9) Gavenonis SC et al: Clinical Performance of Synthesized Two-dimensional Mammography Combined with Tomosynthesis in a Large Screening Population. Radiology 283(1): 70-76, 2017

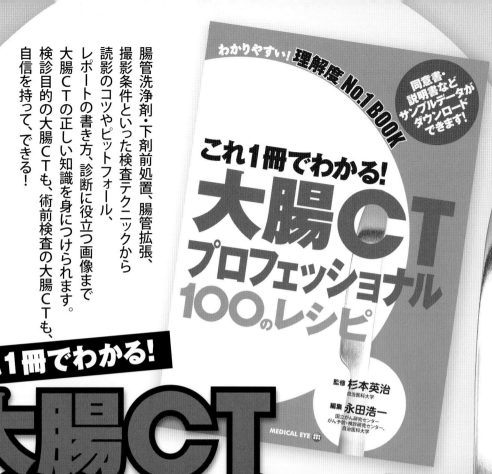

これ1冊でわかる！
大腸CT プロフェッショナル 100のレシピ

腸管洗浄剤・下剤前処置、腸管拡張、撮影条件といった検査テクニックから読影のコツやピットフォール、レポートの書き方、診断に役立つ画像まで大腸CTの正しい知識を身につけられます。検診目的の大腸CTも、術前検査の大腸CTも、自信を持って、できる！

【監修】杉本英治（自治医科大学）
【編集】永田浩一（国立がん研究センター、自治医科大学）

B5判、並製、216頁。　定価：本体価格4,500円+税　ISBN 978-4-86291-131-5

CHAPTER 1
大腸CTのファーストステップ

CHAPTER 2
検診目的の大腸CT
　キホンのQ&A
　前処置はどうすればいいの？
　腸管拡張をきわめよう
　撮影条件を理解しよう
　撮影線量にもこだわろう
　画像再構成法を学ぼう
　読影テクニックをマスターしよう
　読影のコツとピットフォール
　検査が変わる！レポートの書き方

CHAPTER 3
内視鏡挿入困難例に対する大腸CT
　適応
　腸管前処置のTIPS

CHAPTER 4
術前検査
　キホンのQ&A
　診断に役立つ画像を知ろう

CHAPTER 5
エキスパートの目

CHAPTER 6
巻末付録

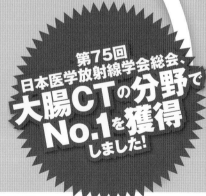

第75回日本医学放射線学会総会、大腸CTの分野でNo.1を獲得しました！

お求めは全国の大型書店にて。
または下記HPからお申し込み下さい！

メディカルアイ
〒171-0022 東京都豊島区南池袋3-18-43内山ビル3F　TEL 03-5956-5737　FAX 03-5951-8682
http://www.e-radfan.com/

特集1 乳癌診療&治療 最新アップデート

CLINICAL REPORT
乳房専用PETの検診活用経験・ブラインドエリア対策

ミッドタウンクリニック東京ベイ　画像診断医(日本医科大学付属病院 放射線医学 助教) | 小林靖宏

　高濃度乳腺におけるマンモグラフィの乳癌検出感度が低いことが話題となっている。FDG-PET検診が普及し、高濃度乳腺の割合が多い本邦では乳がんスクリーニングの手法として乳房専用PETに注目が集まっている。本稿では乳房専用PETの検診運用経験を報告する。

The issue that the detection sensitivity for breast-cancer by 2-D mammography for those with dense breast is low has now become hot topic.
As dense breast is quite popular among Japanese women, and as FDG-PET has become popular method in Japan for health screening, dedicated breast PET(dbPET) or positron emission mammography (PEM) is now receiving attention.
This paper will report the cases of breast cancer screening using db PET.

●はじめに

　乳房専用PETは乳腺の生理的集積および呼吸性移動で過小評価される微細な進行性乳癌を早期検出するために開発された。当院では2015年よりPETMR、リング型検出器乳房PET(以下dbPET：dedicated breast PET)を活用した会員制総合検診事業を行っており、約4,000件の女性会員へのdbPETを提供した経験から検診運用上の利点や注意点を概説する。
　現在日本では対策型検診として40歳以上の女性に2年に一度の2Dマンモグラフィ検診を推奨しているが、①日本人はもともと高濃度乳腺が多い、②若年者ではさらに高濃度乳腺が多い、③高濃度乳腺では通常の2Dマンモグラフィでは乳癌の検出率が低い、④超音波検査の併用は感度や発見率が上昇するが対策型検診では全例に超音波乳房検診を提供できる段階ではない、という背景がある[1,2]。我が国ではFDG-PET検診が広く普及しており乳房専用PETを併用した検診は期待が高まっている。
　現在はマンモグラフィのように乳房を挟んで撮像する対向型検出器乳房PET(以下PEM：positoron emission mammography)、リング型に配列された検出器ホールに乳房を挿入して撮像するdbPETがあり、いずれも徐々に国内PET施設に導入されつつある。本邦の保険診療では現在[18]F-fluorodeoxyglucose(FDG)を用いて乳癌の病期診断、転移再発の診断を目的とし、他の検査や画像診断により病期診断および転移再発の診断が確定できない場合に全身PETと同日施行した場合に限り認められている。
　当院には島津製作所製「Elmmamo(エルマンモ)」が2015年4月の開設当初より導入され、女性会員の全員にルーチンで提供している。Elmammoのプロトタイプによる報告では乳癌検出感度は全身PETCTで88%であったのに対し、乳房専用PETで92%、腫瘍径別にみた感度はcTis(非浸潤癌)：80%、cT1(2cm以下)：85%、cT2-3(2cm超)：100%とある[3]。
　本邦導入施設からは病理病期ごとの全身PETCTとdbPETの感度比較でT1s54.5%→90.9％、T1：74.8→87.4％、T2(2cm超3cm以下)：95.3→97.7％との報告もあり、微小癌病変に対しての検出能は確実に向上しているものと思われる[4]。

●ブラインドエリアの改善

　PEMおよびdbPETの双方で胸壁側が2cm弱撮像視野外になることがかねてから問題視されてきた[5]。当院では開設当初から島津製作所・昭和大学乳腺外科との共同研究が行われてきたが、我々もこの問題に直面することになった。そのため撮像視野を改善するための天板改良・体位検証が急務となった。日本人女性は小柄な被験者が多くマットレスの弾力により身体が浮き上がってしまう。これにより検出器リングとの密着が損なわれることが原因と考えた。体幹部は疼痛軽減のため既存のマットレス構造が必須である。そこで図に示すように検出器リングの上面だけマットレスを取り除き、着脱式のクッションを被験者に合わせて使用する構造のプロトタイプ天板を導入した(図1上段)。
　改良天板の効果は歴然で既存のマットレスと同厚のクッションを装着した場合と5mm厚のものを装着した場合とで視野の比較をすると、乳癌症例では約1cmの視野改善が得られた。上胸壁の密着が良好となったことで天板改良後は矢状断方向でかなり良好な視野改善が得られた(図2)。
　顔がより前方つまりマットレス側に近づくため、当院のプロトタイプ改良天板で検査を受けた被験者の感想に「首がつらい」との回答が散見された。そのため、2017年9月にリリースされた「Elmammo

CLINICAL REPORT

ミッドタウンクリニック東京ベイ　画像診断医(日本医科大学付属病院　放射線医学　助教)｜小林靖宏

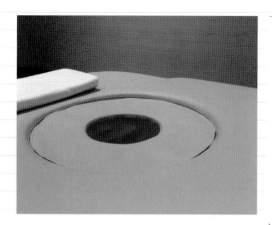
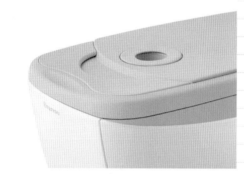

図1　プロトタイプの改良天板(上段)
　　　「Elmammo granclass」の天板(下段)

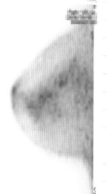

図2　MIP(左→右方向):上段は改良前、下段は改良後。同一被験者。上胸壁の密着が増すことでAC領域上部辺縁の乳腺がすべて視野内に収まり、乳腺後脂肪組織の無集積部まで確認できる。当院では胸壁の密着程度が判別しやすいので左右方向のMIPをルーチンのキャプチャ画像としている。

avan class」では顔面部のマットレスの高さが一段深くなっている[6](**図1下段**)。近年では他社製のリング型検出器乳房専用PETでも天板の工夫が報告されている[7]。当院ではバージョンアップ後被験者が疼痛を訴えることはほとんどなく、左乳房では心臓の生理的集積の散乱線が乳房深部に描出される頻度が明らかに増えた。改良された天板で視野辺縁に乳癌が検出できた会員検診例を提示する(**図3**)。

紹介先からの返書のみの情報ではあるが「DCIS部分を含めると12mmの腫瘍径」とのことで、ほぼ同サイズにdbPETで描出されている。改良前の天板ではおそらく視野に収まらないか、視野辺縁のノイズと区別できなかったであろう。当症例においても腫瘍の辺縁凹凸が超音波にて描出されていたものと概ね一致している。また当症例は5mmほどの浸潤性乳管癌が混在していたとのことである。近年では乳房専用のPET装置でテクスチャ解析を試みた報告も出てきており、当症例においても高集積部と低集積部が混在する像にもみえ(当然、ノイズの影響も十分考慮されるが)、可能性を感じさせる画像であった[8]。

さらに改良された天板ではやや斜位をかけて撮像することでCD領域の視野が著明に改善した(研究症例のため非掲示)。これは肩の位置にあるマットレスが除去されたことにより胸郭の描く曲線を生かしてホール内に乳房を深く差し込むことが可能になったことが理由である(**図4**)。病変部位が既知であれば正対・斜位の2体位撮像はかなり有力と考える。

総合検診における dbPETの運用経験

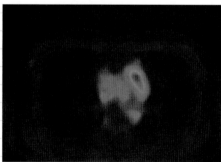
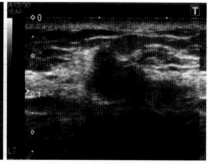

図3　改良された天板で視野辺縁に乳癌を検出できた症例
　　　右乳癌cT1cN0M0　Stage1
　　　浸潤性乳管癌　浸潤径5mm　DCIS部分を含めると12mmとのこと。
⇒巻頭カラー参照

グランドハイメディック倶楽部は山中湖方式で知られるように20年前からFDG-PET検診提供していた総合メディカル倶楽部であり、当施設もグランドハイメディック倶楽部のPET検査を含む検診事業を受託する施設である。当院ではCT被曝のないPETMRが導入された検診施設ということもあり、可能なかぎり低被

曝化を推し進めることをまず考えた。FDG投与量についてはFDG-PETガイドラインの下限量である2.0MBq/kgに設定した。Dose設定は導入されている全身PET撮像機器の性能と施設のワークフローに依存するものではあるが、幸いPETMRの検出器性能も必要十分であり全身PET画像は現実的な収集時間で十分許容できる画質であった。乳房専用PETは投与後90〜120分後の撮像となるが、1乳房5分収集で十分実用に耐えるdbPET画像が得られている。dbPET単体のモダリティ特性としてはさらに低用量でも撮像が可能と思われるので、全身PET側の技術革新でさらなる低被曝運用も可能と思われる。

当院で実施しているグランドハイメディック倶楽部の検診は2回受診していただく構成となっており、1回目にPETMRと乳房PET・採血など、2回目には乳房超音波・マンモグラフィ（2D、3D）・医師による結果説明などが行われる。通常は採血結果がそろうように1〜2週間の間を空けて受診してもらう。この施設事情を診療に最大限活用することにしたのが、乳房専用PET所見をガイドとする超音波検査である。まず、2日間体制なので超音波技師の被曝を心配する必要がない（1日体制のPET検診施設では乳房専用PET→超音波のフローを作りにくい）。浅いポジショニングが疑われるときは深部領域の評価を入念にしてもらう。また、高感度PET検出器の導入は当然偽陽性率上昇が懸念されるのでこれを回避するために乳房PET陽性所見を2回目の超音波技師が必ず確認し入念なチェックをすることとした。実際に検診運用開始直後から5mm前後の微細点状集積に悩まされることになったが、大半の微小集積は充実成分を伴わない囊胞と確認され、乳腺症性変化の一部として6ヶ月後超音波フォローに回り、消失ないし変化無く良性経過をたどっている（図5）。

逆に超音波やマンモグラフィでのequivocalな判定が乳房専用PETの集積所見で後押しされ精査に回り癌が判明した例も複数あるし[9]、超音波やマンモグラフィで明らかな悪性所見がある場合はその判定に準じた対応となる（乳房専用PET陰性、3Dマンモグラフィcategory5

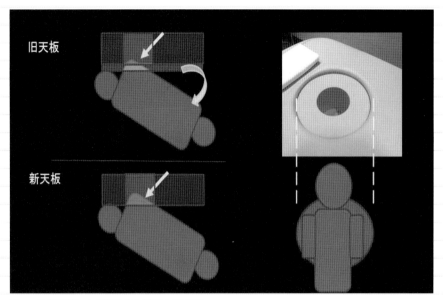

図4　斜位撮像による視野改善効果の模式図
（病変がCD領域に既知の場合有用）

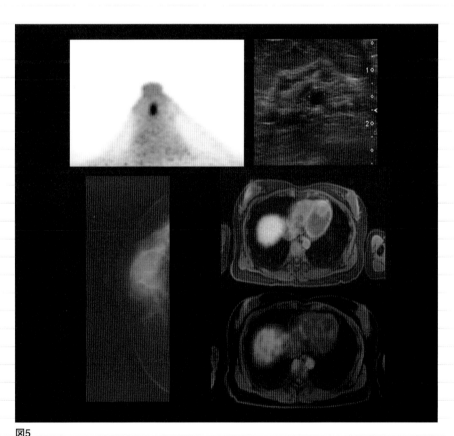

図5
良性経過のdbPET結節集積（左上）：右中段は2015年、右下段は2017年のPETMR（集積が胸郭の移動や分解能の差でdbPETよりやや広く淡い集積となっている）。左下：2Dマンモグラフィでは病変指摘できず。超音波（右上段）では囊胞のみで3年間で変化なし。

➡巻頭カラー参照

CLINICAL REPORT

ミッドタウンクリニック東京ベイ　画像診断医(日本医科大学付属病院　放射線医学　助教) | 小林靖宏

の乳癌症例も経験している。当然マンモグラフィ結果が優先された)。当院では昭和大乳腺外科の先生方による臨床医視点の総合評価も行っており、造影MRIや生検といった要精検率は高感度モダリティを併用しているにも関わらず低く抑えられている。

dbPETを検診で使用する場合の他の留意点としては乳癌の保険診療と異なり病変の存在の有無・部位・サイズを把握できない状況下での撮像となることである。たとえば漏斗胸症例ではAB領域は撮像視野外になることがあるし骨転移の存在を失念するとポジショニング時に病的骨折を起こす可能性もある。全身PETCT/MR画像から可能な限り情報を収集する必要がある。

〈文献〉
1) 対策型乳がん検診における「高濃度乳房」問題の対応に関する報告書(2017年3月21日)デンスブレスト対応ワーキンググループ(https://www.qabcs.or.jp/archives/001/201703/170321_1.pdf).
2) Shiono YN et al: Participants' understanding of a randomized controlled trial (RCT) through informed consent procedures in the RCT for breast cancer screening, J-START. Trials 15: 375, 2014
3) Nishimatsu K et al: Higher breast cancer conspicuity on dbPET compared to WB-PET/CT. Eur J Radiol. 90:138-145, 2017
4) 笹田伸介: 乳房専用PET装置の臨床経験と将来展望. 新医療 45(3):51-54, 2018
5) Hsu DF et al: Breast-Dedicated Radionuclide Imaging Systems. J Nucl Med 57 Suppl 1: 40S-5S, 2016
6) 島津製作所: 高い精度で負担が少ない乳がん検査を支援する 乳房専用PET装置「Elmammo Avant Class」を発売. https://www.shimadzu.co.jp/news/press/n00kbc000000dlbs.html. 2017
7) O'Connor MK et al: Improved visualization of breast tissue on a dedicated breast PET system through ergonomic redesign of the imaging table. EJNMMI Res. 7(1): 100, 2017
8) Moscoso A et al: Texture analysis of high-resolution dedicated breast ^{18}F-FDG PET images correlates with immunohistochemical factors and subtype of breast cancer. Eur J Nucl Med Mol Imaging 45(2): 196-206, 2018
9) 小林靖宏: PET/MR総合検診施設における乳房専用PET装置(Elmammo)の使用経験. MEDICAL NOW 79, 2016

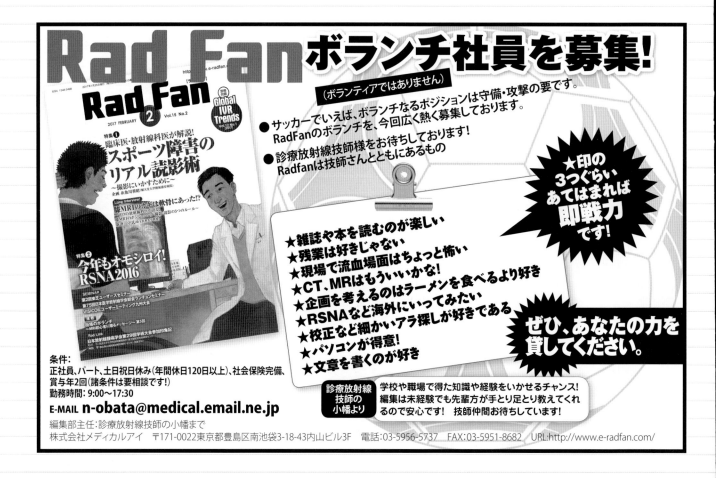

特集1　乳癌診療＆治療　最新アップデート

CLINICAL REPORT

ひとりひとりのライフスタイルと乳がんの個性に応じた乳がん治療の実際

東京大学医学部附属病院 乳腺・内分泌外科 | 笹原麻子、田辺真彦

　乳がんの治療は、局所治療（手術療法・放射線療法）と全身治療（薬物療法）に大別される。かつては、しこりの大きさやリンパ節転移で規定される病期（ステージ）が重視されていたが、現在では、乳がんサブタイプ分類に基づいた治療が基本となり、さらには、多遺伝子アッセイによる再発リスク評価も普及してきている。また、遺伝性乳がん治療をはじめとして、乳がん治療の個別化も進んでいる。治療方針決定のプロセスでは、整容性や妊孕性温存希望を含め、患者さんひとりひとりのQOL、生きがいを大切にしながら最善の治療を実践したい。

　Breast cancer treatment is accomplished by local treatment (surgery/radiotherapy) and systemic treatment with anti-cancer drugs. The clinical stages based on the TNM classification used to play an important role in treatment decisions; however, a main treatment strategy has become defined by the breast cancer subtypes. In addition, several multi-gene assays have also been recognized as standard tests to predict recurrence risk. Moreover, the personalized medicine including treatment for patients with hereditary breast cancer has considerably developed. When we plan the optimal treatment for breast cancer patients, it is significantly important to understand their views regarding esthetic outcome, fertility preservation, quality of life, and purpose in life.

●はじめに

　乳がんの治療は、そのバイオロジーの解明に基づき、年々進化を遂げている。具体的には、多遺伝子アッセイに基づく治療の個別化、乳がん増殖メカニズムに着目した分子標的治療薬の開発、遺伝性乳がん卵巣がん症候群をはじめとする遺伝性乳がんへの対策などが挙げられる。乳がん治療の軸は、手術療法、薬物療法、放射線療法であり、乳がんの特徴（個性）と進行度に応じた治療計画を立て、再発リスク低減〜根治を目指すことが肝要である。さらには、整容性、妊孕性温存希望、QOLなど、患者ひとりひとりの考え方やライフスタイルに応じて治療方針を決定する必要がある。そのため、乳がん治療では、治療のゴール（根治を目指すこと）に加え、このような一連の治療決定プロセスもまた非常に重要である。

●乳がん治療開始までに

　初診時から乳がん治療開始までに、家族歴を含む家族背景や職業・生活習慣などのライフスタイルを確認する。その他、併存疾患、内服中の治療薬、整容性についての考え方や価値観などを事前に聴取することで、診断直後から、よりスムーズに治療が導入できるようになる。

1. 遺伝性乳がん卵巣がんの可能性について

　①乳がん（卵巣がん）の家族集積性、②若年発症、③同時性/異時性の両側乳がん/一側多発乳がん、④トリプルネガティブ乳がんであることなどが確認された場合には、乳がんが遺伝性である可能性を考慮し、乳がん治療開始前に遺伝カウンセリングを検討する。BRCA1/2の遺伝学的検査（生殖細胞系列遺伝子検査）の結果に応じて、術式の検討が必要となる場合がある。また、発症リスクの高い他癌や未発症保因者である血縁者への早期介入を考慮する。

2. 妊孕性温存の希望確認と具体的方法について

　若年の乳がん患者では妊孕性温存の希望確認が必須である。ご本人あるいはパートナーの考え方や希望にできる限り寄り添いながら、乳がん治療の必要性を伝え、5〜10年後の将来を見据えて治療計画を相談する。相談を開始しても、すぐには結論が出ないことが多いため、十分な考えごとができるよう、乳がんの確定診断と同時に早急に情報提供を始めることが重要である。

　妊孕性温存策として、若年患者には診断後早期に妊孕性温存希望を確認し、化学療法導入までの間に胚凍結や卵子凍結を行う場合がある。術前抗がん剤治療適応症例の場合でも、胚・卵子凍結を行う時間を確保するために手術を先行させる場合がある。また、抗がん剤治療開始前にLH-RHアゴニストを投与することで抗がん剤治療誘発性閉経を予防できる可能性が増すことが再評価されている[1]。乳がん診療ガイドラインでは、「LH-RHアゴニストの使用は抗がん剤治療誘発性閉

CLINICAL REPORT

ひとりひとりのライフスタイルと乳がんの個性に応じた乳がん治療の実際
東京大学医学部附属病院　乳腺・内分泌外科 ｜ 笹原麻子 ほか

経の割合は減少する可能性があり、検討してもよい（推奨グレードC1）」と記載されている[2]。

● 乳がんの初期治療について

乳がんの初期治療は、局所治療と全身治療とに大別される。乳がんは、診断・手術時には既に、肺・肝・骨などの臓器に微小転移をきたしている場合があり、この微小転移制御の可否が患者の将来を左右する。微小転移を起こしている可能性は、これまで腫瘍の大きさやリンパ節転移の有無によるTNM分類/臨床病期（stage）に規定されるものと認識されていたが、多遺伝子アッセイの進歩に伴い、遺伝子発現プロファイルによる再発スコアに基づいた予後予測、治療効果予測を考慮することが推奨されている[2,3]。ひとりひとりの患者に対し、できるだけ的確な予後予測を行い、適切な全身治療を選択することが、乳がんの初期治療において重要となってくる。

1. 乳がんのサブタイプ分類と治療方針について

乳がんは、マイクロアレイ解析によってサブタイプに分類できるが、実臨床では免疫染色を代用し、ホルモン受容体（ER, PgR）発現の有無と程度、HER2タンパク発現の有無により、Luminal A like, Luminal B like, Luminal HER2タイプ、HER2タイプ、トリプルネガティブに分類され、浸潤癌では局所治療に加え、原則として表1のような全身治療を行う。

2. 乳がんの全身治療について

全身治療には、術前、術後の抗がん剤治療、ホルモン剤治療がある。

①術前抗がん剤治療について

乳がんの診断時に術後抗がん剤治療が必須であることが明白な症例には、術前抗がん剤治療を考慮する。抗がん剤治療では、全身に広がっている可能性のある微小な乳がん転移をターゲットとし、将来の再発リスクを低減することを主目的とするが、乳がん腫瘍や腋窩リンパ節の縮小により手術を縮小できる場合がある。リンパ節転移陽性乳がんに加え、リンパ節転移陰性乳がんでもluminal B like、HER2タイプ、トリプルネガティブが適応となる。ただし、リンパ節転移を有する場合でもluminal A like乳がんの場合には、抗がん剤治療がオーバートリートメントとなる可能性があり、手術を先行し、原発巣全体のバイオロジーとリンパ節転移状況を正確に把握することを優先する。

一般的にはアンスラサイクリンを含むレジメに引き続きタキサンを投与する。抗がん剤治療中には、腫瘍縮小効果を確認しながら治療を継続する。10～20％の割合で、画像上腫瘍の存在が確認できなくなる場合があるが、根治手術と病理学的効果判定を目的として、臨床的完全奏効が得られた症例でも手術を実施する。

②術後抗がん剤治療について

術後病理検査において、リンパ節転移を認めた場合には、全身治療として抗がん剤治療が推奨される。リンパ節転移がない症例でも、HER2タイプ、トリプルネガティブでは腫瘍径に応じて、抗がん剤治療が推奨される。また、免疫染色でluminal B likeと分類できる場合には、術後抗がん剤治療が推奨される。実際には、免疫染色での分類では、luminal A likeかluminal B likeかの判断に迷うことが多い。このような場合を主として、可能であれば多遺伝子アッセイによる再発リスク検査を考慮する。NCCNガイドラインでは、ホルモン受容体陽性、HER2陰性乳癌において、pT1、pT2、またはpT3：かつpN0またはpN1miで0.5cm超の腫瘍で21遺伝子RT-PCR（多遺伝子アッセイ）を考慮することが推奨されている[3]。また、乳がん診療ガイドラインでは、「多遺伝子アッセイ（Oncotype DX）はホルモン受容体陽性早期乳癌（閉経前はリンパ節転移陰性）の予後予測因子として、また術後抗がん剤治療の効果予測因子として勧められる（推奨グレードB）」と記されており[2]、治療方針決定の有用なツールであると考えられる。

これらの多遺伝子アッセイは自費診療のため、ホルモン陽性乳がんの全患者に実施できるわけではないが、このような検査があることを伝えると、自費であっても検査を受ける患者は決して少なくはない。治療方針決定のプロセスにおいて、対象となる患者には、多遺伝子アッセイ検査について客観的に情報提供することが大切である。

一般的な術後抗がん剤は、術前抗がん剤治療と同様にアンスラサイクリンを含むレジメを3週毎4回投与し、リンパ節転移陽性ではその後にタキサン（ドセタキセル3週毎4回またはパクリタキセル1週毎12回）を投与する。HER2陽性乳がんでは、合計1年間のトラスツズマブ（ハーセプチン）投与をタキサン治療開始時からスタートする。

表1　サブタイプ分類に応じた全身治療

サブタイプ	ホルモン受容体	HER2受容体	Ki 67	全身治療
Luminal A like	ER 高 PgR 高	なし	低	ホルモン療法
Luminal B like	ER + PgR 低	なし	中～高	抗がん剤治療 ホルモン療法
Luminal HER2	あり	あり		抗がん剤治療 分子標的薬 ホルモン療法
HER2タイプ	なし	あり		抗がん剤治療 分子標的薬
トリプルネガティブ	なし	なし		抗がん剤治療

③ホルモン療法について

　ホルモン受容体陽性乳がんの場合、術後にタモキシフェン、もしくはアロマターゼ阻害剤を5〜10年内服することが推奨されている。患者の閉経の有無により薬剤を選択し、若年乳がん症例や再発リスクの高い症例ではLH-RHアゴニストを併用する。

乳がんの局所治療について

　局所治療には、原発巣に対する手術療法と、術後の放射線治療がある。

1. 乳房の手術方法について

　乳がんを含む乳房の切除方法は大まかに乳房部分切除術と乳房切除術の2つに分けられる。
　乳房部分切除術では、乳がん腫瘤が切除断端に露出しないように乳房の一部を切除する。そのため、マンモグラフィ、超音波に加えMRIなどの画像診断で乳がんの拡がりを正確に把握し、過不足なく切除ラインをデザインしておくことが肝要である。この術式では乳頭乳輪と乳房の自然なふくらみが残るメリットがあるが、左右の乳房が全く同じになるわけではないので、事前に十分な説明が必要である。また、乳房部分切除後の温存乳房には、放射線治療が必須となる。
　乳房切除術では、乳がんを含む乳房全体を乳頭乳輪とともに切除する。乳房切除術の場合には、乳房再建手術を行うことも可能である。近年、保険適応になったこともあり、乳房再建手術を希望する患者が増えている。

2. 腋窩リンパ節に対するアプローチ

　腋窩リンパ節郭清術は術後に患側上肢のリンパ浮腫や感覚異常、可動域制限を起こすこともあり、腋窩リンパ節転移が判明している症例にのみ行う。
　術前に腋窩リンパ節転移がないと判断された症例ではセンチネルリンパ節生検にてリンパ節転移の有無を確認する。センチネルリンパ節生検では、放射性同位体でラベルした検査薬や色素を（単独あるいは併用で）用いて、センチネルリンパ節を検索する。リンパ節転移の有無は手術中の迅速病理診断で確認し、術中に転移陽性が判明した際には腋窩リンパ節郭清を追加する。術中迅速診断を実施しない場合には、永久標本でリンパ節転移の有無を確認し、その後の対応を検討する。

3. 乳がん術後の放射線治療

　乳房部分切除後は、温存乳房に放射線照射を行う。総線量45〜50.4Gy/1回線量1.8〜2.0Gy/4.5〜5.5週の全乳房照射が標準治療とされ、さらに、断端陽性や切除断端に腫瘍が近接している場合にはブースト照射を追加する。近年、寡分割照射（42.5Gy/16回）を実施する施設も増えてきている。
　リンパ節転移が4個以上の場合など適応となる症例には、乳房切除術後の胸壁照射（PMRT＝postmastectomy radiation therapy）を行う。リンパ節転移の状況に応じて、鎖骨上リンパ節や胸骨傍リンパ節を照射野に含める。乳房部分切除後の場合には、温存乳房照射野の照射野を決定する際にPMRTに準じ領域リンパ節を考慮して照射野をデザインする。

転移再発乳がん治療について

　乳がんは、比較的予後良好な癌ではあるが、最善の再発予防策を尽くしても再発してしまう場合がある。局所再発と領域リンパ節再発では根治を目指す。遠隔転移再発は、骨、肺、肝、脳が好発部位である。遠隔転移再発乳がん治療の目標は、癌が進行しないよう「コントロールしていくこと」であり、抗がん剤治療・ホルモン剤治療・放射線治療を、治療効果・副作用・QOL（生活の質）などのバランスを考慮しながら継続する。転移再発乳がん治療開始早期から、治療継続困難になる将来を想定し、適切なタイミングで緩和ケア医療・在宅医療等の介入準備を進めることも重要である。
　他臓器に新発生した病変が、乳がんの転移再発巣か判断に迷う場合には、生検を行う。乳がんの転移であることが状況的にほぼ明らかな場合においても、原発巣と転移巣で、免疫染色によるER、PgR、HER2の発現状況が異なる場合もあり、乳がん診療ガイドラインでは、「遠隔再発巣であることが断定的であると思われる病変であっても、原発巣のER、PgR、HER2が不明、あるいは検査の信頼性が低い場合や治療方針が変わる可能性がある場合は、再発巣の生検を行うことが勧められる（推奨グレードB）」と記載されている[2]。再生検には、乳がん転移巣の最新の情報を得るメリット、再生検のリスク・患者の身体的・精神的負担などのデメリットのバランスを考慮する必要がある。

結び

　乳がんの特徴（個性）に応じた治療が推奨される時代となり、がんゲノム情報に基づくプレシジョンメディシンの発展に伴い、今後ますます治療の個別化が進むことが予測される。乳がんの個性も重要であるが、治療を受ける患者ひとりひとりの個性がより大切である。全人的かつ包括的な真のプレシジョンメディシンを目指して、心のこもった治療を心がけていきたい。

〈文献〉
1) Moore HC et al:Goserelin for ovarian protection during breast-cancer adjuvant chemotherapy. N Engl J Med 372(10): 923-32,2015
2) 日本乳癌学会編：科学的根拠に基づく乳癌診療ガイドライン1治療編 2015年版.金原出版,東京,2015
3) NCCN Clinical Practice Guidelines in Oncology (NCCN Gidelines FOR) Breast Cancer Version I. NCCN.org ,2018

特集1　乳癌診療&治療　最新アップデート

CLINICAL REPORT
乳がんハイリスク女性に対するMRIサーベイランス

相良病院附属ブレストセンター放射線科｜戸崎光宏

BRCA1あるいはBRCA2遺伝子変異をもつ女性に対する乳房MRIサーベイランスは、欧米では広く普及し推奨されている。日本の乳癌診療ガイドラインでも、推奨グレードBとされているが、実際には十分には普及していなかった。その理由の一つが、MRIガイド下生検が保険収載できていなかったからである。2018年4月、国内でMRIガイド下生検が保険収載された。このことにより、今後はMRIサーベイランスの重要性が認知されると考える。

Breast MRI surveillance in BRCA mutation carriers has been widely used in Western countries. In Japan, Breast MRI for surveillance in BRCA mutation carriers is recommended (Grade B). However, MRI was not fully available in practice. One of the reasons is that MRI guided biopsy could not be insured. In April 2018, MRI guided biopsy was listed in the domestic insurance. We believe that the importance of MRI surveillance will be recognized in the future.

● 乳がんハイリスク女性に対するスクリーニング方法：ガイドラインでの扱い

遺伝性の乳がんは、全乳がんの5〜10％程度といわれており、その代表的な原因遺伝子がBRCA1/2である。生殖細胞系列にBRCA1/2の病的変異を有する場合は、乳癌および卵巣癌の発症に強く関連するため、遺伝性乳癌卵巣癌症候群（hereditary breast and/or ovarian cancer (HBOC) syndrome）と呼ばれている。また、NCCNガイドライン2016[1]）からはBRCA関連乳癌卵巣癌症候群（BRCA-related breast and/or ovarian cancer syndrome）と記述されている。現在、HBOCコンソーシアムや日本遺伝性乳癌卵巣癌総合診療制度機構が発足し、HBOCに関する日本人のデータを登録することで、HBOC診療を最適化する取り組みがなされている。

国内における乳がんハイリスク女性に対する乳房MRIサーベイランスについては、2012年日本乳癌検診学会から「乳がん発症ハイリスクグループに対する乳房MRIスクリーニングに関するガイドライン」が発表された[2]）。これから増える乳房MRIの精度管理を念頭にいれたものである。2015年の乳癌診療ガイドライン（日本乳癌学会）でも、BRCA1あるいはBRCA2遺伝子変異をもつ女性に対する乳房MRIスクリーニングはグレードBとして推奨されている[3]）。また、2017年に出版された「遺伝性乳癌卵巣癌症候群（HBOC）診療の手引き」でも、BRCA変異保持者に対する乳房MRIスクリーニングだけが、唯一の推奨グレードBである（表1）[4]）。

● 国内初の乳房MRIスクリーニング前向き試験：厚労省科研費事業

しかし、上記ガイドラインはすべて海外のデータの引用であり、国内でのデータ蓄積が必要と考えられてきた。われわれは、平成26年度より厚生労働科学研究（がん対策推進総合研究事業）として、「わが国における遺伝性乳癌卵巣癌の臨床遺伝学的特徴の解明と遺伝子情報を用いた生命予後の改善に関する研究」班に参加して研究を開始してきた。目的は以下の5項目である。

1. BRCA1/2変異陽性者の全国登録を実施し、わが国のHBOCの臨床遺伝的特徴を明らかにする。
2. BRCA1/2変異陽性者のMRI検診の有用性を検討する。
3. リスク低減手術の安全性および心理社会的評価を行い、有効性を検討する。
4. BRCA1/2以外の遺伝性乳癌卵巣癌に関するわが国の原因遺伝子の変異の実態を解明する。
5. HBOCの遺伝医療を担う人材育成の体制を構築する。

著者が担当した研究は上記の2.である。対象は、BRCA1/2変異陽性の未発症者。方法は、年1回、乳房MRIをマンモグラフィおよび乳房超音波とセットで施行する。すべてが自費診療であるため、同日に検査を施行する。乳房MRIを導入することで、乳癌発見率を既存の検診法（マンモグラフィおよび乳房超音波）と比較検討することである。以下に結果を示す。

(対象) BRCA1/2変異陽性の未発症者。

(方法) 年1回、乳房MRIをマンモグラフィおよび乳房超音波とセットで施行する。すべてが自費診療であるため、同日に検査を施行する。乳房MRIを導入することで、乳癌発見率を既存の検診法（マンモグラフィおよび乳房超音波）と比較検討すること。

(結果) 平成26年度から28年度の3年間で、BRCA変異陽性者22名が登録。22名中11名は2回、1名は3回のMRI検査を施行し、合計35件のMRI検査を実施した。平均年齢は42歳（28歳〜66歳）。22名中4例（18%）でMRIだけで描出される疑わしい病変が認められた。そのうち1例（4.5%）は非浸潤性乳管癌と確定診断され手術を施行した（図1）[5]。他の3例は経過観察中で良性が疑われた。また、35件中9例はカテゴリー3（良性疑いの判定）であったため、厳重な経過観察を施行した。

(今後の展望) 平成29年度より、先行研究を受け継ぐ形で厚生労働科学研究「ゲノム情報を活用した遺伝性乳癌卵巣癌診療の標準化と先制医療実装にむけたエビデンス構築に関する研究」がスタートした。先行研究から発足した一般社団法人「日本遺伝性乳癌卵巣癌総合診療制度機構（JOHBOC）」（2016年設立）との連携のもとデータベースを構築し、その中にMRIを含めた乳腺画像診断結果の登録も行うこととし、それを随時解析することが決定した。今後、国内でのMRIサーベイランスの必要性やその間隔などを検証する予定である。

表1 遺伝性乳癌卵巣癌症候群（HBOC）診療の手引き 4）
乳癌領域の項目を抜粋。

BRCA病的変異を有する乳癌既発症者の対側のリスク低減乳房切除術（CRRM）は推奨されるか？	C1
術前にBRCA変異保持者であることがわかっている場合、乳房温存療法は推奨されるか？	C2
BRCA変異保持者の乳癌化学療法にプラチナ製剤は推奨できるか？	C2
30歳未満のBRCA変異保持者にマンモグラフィなどの被曝を伴う画像診断を行うことは推奨されるか？	C2
BRCA変異保持者にMRIは推奨されるか？	B
もしMRIが実施できない場合はどのような検診が望ましいか？ 超音波検査が有用である可能性が示唆される	C1
リスク低減卵管卵巣摘出術は未発症者の乳癌発症の予防に有用か？	証拠不十分
リスク低減卵管卵巣摘出術は既発症者の乳癌発症の予防に有用か？	証拠不十分
乳癌未発症のBRCA病的変異保持者に対し、両側リスク低減乳房切除術（BRRM）は推奨されるか？	C1
乳癌未発症者のBRCA変異保持者に対し、タモキシフェンによる化学予防は有効か？	C2

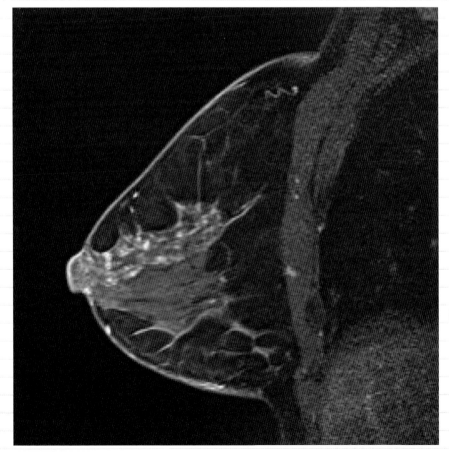

図1 MRIを契機に発見された乳癌症例
MRI矢状断では、右乳房12時を中心に、広範な区域性の非腫瘤性病変を認めた。内部は分岐状形態を示し、BI-RADS Category 4、非浸潤性乳管癌を疑う所見と判定した。病変は乳頭直下まで連続しており、明らかな腫瘤は指摘できない。同日に施行されたマンモグラフィおよび超音波では所見がなかった。紹介元施設で再度second look USを施行し、軽度の拡張乳管を認めたため細胞診を施行した。結果はcellular atypiaで悪性を否定できなかったため、その翌月、USガイド下吸引式生検を施行して非浸潤性乳管癌の診断が得られた。

CLINICAL REPORT

乳がんハイリスク女性に対するMRIサーベイランス
相良病院附属ブレストセンター放射線科｜戸崎光宏

●MRIガイド下生検の保険収載

2018年4月から、MRIガイド下生検が8210点で保険収載された。MRIサーベイランスはそもそもMRIだけで発見されるような早期の乳癌を検出する目的で行われるため、MRIサーベイランスとMRIガイド下生検は両輪の関係にある。

欧米のガイドライン[1,6]には、MRIスクリーニングを行うにはMRIガイド下生検が施行できる環境が必須であることが明記されている(表2)。マンモグラフィや超音波で検出不能な早期の乳癌を見つけるためにMRIを利用するため、当然MRIガイド下での生検が必要になるわけである。日本では、2018年3月までは保険収載できない手技であったため、自由診療や臨床試験として限られた施設で開始されてきた[7,8]。著者が施行した200症例の結果では36%(71/200)が乳癌であり[9]、これまでの海外の報告と同等であった。これは、日本でのハイリスク女性に対するMRIスクリーニングの開始とMRIガイド下生検の普及が、同時進行でなければならないことを裏づけるデータと考える。

一方、国内のデータと海外の報告の最も異なる点は、非浸潤性乳管癌の割合が82%(58/71)と非常に高いことである[9]。日本ではMRIで指摘されたあとの超音波(second look US)で、ほとんどの浸潤癌が描出可能であることを証明していると考える。勿論、MRIガイド下生検症例の約20%が浸潤癌であるため、この結果がMRIガイド下生検の必要性を揺るがすものではない。

上記のMRIガイド下生検のデータを振り返ると、国内でのMRIガイド下生検の必要性を議論する余地はない。現在、最も重要なことは保険収載されたばかりのMRIガイド下生検の精度管理である。日本全体のデータを学術的に検証し、正しく精度管理を行わなければならない。経験不足により適応を正確に決定できないとか、不正確な手技によりMRIガイド下生検の成功率を下げることは避けなければならない。

表2 BRCA変異陽性例の管理:National Comprehensive Cancer Network(NCCN)ガイドライン Version 2.2016 1)

BRCA変異陽性例の管理 <女性>
- 18歳から、breast awareness を開始する。
- 25歳から、6〜12ヵ月毎の問診・視触診を開始する。

• 乳房スクリーニング

25歳から29歳までは、年1回の乳房MRIスクリーニング(望ましい)またはMRIが利用できない場合はマンモグラフィ、もしくは家族歴に30歳未満での乳癌診断が含まれる場合は、家族歴に基づいて個別化する。

30歳から75歳までは、年1回のマンモグラフィおよび乳房MRIによるスクリーニングを行う。

BRCA変異を有し、乳癌の治療を受けた女性には、残存乳房に対して年1回のマンモグラフィおよび乳房MRIによるスクリーニングを継続すべきである。

スクリーニングに関する推奨

乳房MRIスクリーニング(閉経までは月経周期の7〜15日目に実施)

質の高い乳房MRIスクリーニングには、乳房専用コイル、MRIガイド下生検の施行、乳房MRIに精通した放射線科医、地域での利用可能性が必要。

〈文献〉
1) NCCN Clinical practice guidelines in oncology, Genetic/Familial high-risk assessment: Breast and Ovarian. Version 2, 2016 (https://www.tri-kobe.org/nccn/guideline/gynecological/english/genetic_familial.pdf)
2) 日本乳癌検診学会: がん発症ハイリスクグループに対する乳房MRIスクリーニングに関するガイドライン, 2013 (http://www.jabcs.jp/images/mri_guideline_fix.pdf)
3) 日本乳癌学会編: 科学的根拠に基づく乳癌診療ガイドライン―2 疫学・診断編. 金原出版, 2015
4) 厚生労働科学研究がん対策推進総合研究事業「わが国における遺伝性乳癌卵巣癌の臨床遺伝学的特徴の解明と遺伝子情報を用いた生命予後の改善に関する研究」班編: 遺伝性乳癌卵巣癌症候群(HBOC)診療の手引き. 金原出版, 2017
5) Tozaki M et al: Ductal carcinoma in situ detected during prospective MR imaging screening of a woman with a BRCA2 mutation: The first case report in Japan. Magn Reson Med Sci 16(3): 265-269, 2017
6) Saslow E, et al: American Cancer Society Guidelines for Breast Screening with MRI as an Adjunct to Mammography. Cancer J Clin 57(2): 75-89, 2007
7) Tozaki M et al: MR-guided vacuum-assisted breast biopsy: is it an essential technique? Breast Cancer 16(2): 121-125, 2009
8) Tozaki M et al: MR-guided vacuum-assisted breast biopsy: results in 100 Japanese women. Jpn J Radiol 28(7): 527-33, 2010
9) Tozaki M: BI-RADS-MRI terminology and evaluation of intraductal carcinoma and ductal carcinoma in situ. Breast Cancer 20(1): 13-20, 2013

特集1　乳癌診療＆治療　最新アップデート

CLINICAL REPORT

自動式3次元乳腺密度評価ソフトウェアの意義と個別化マンモグラフィ検診システム

北斗病院 乳腺・乳がんセンター｜難波　清、中島　恵

　世界的にその救命効果が多くの科学的証拠により保障されているマンモグラフィ検診の問題の最大の要因はデンスブレストである。デンスブレストは癌腫のマスキングと乳がんハイリスクをもたらす。近年のデジタル技術の進歩により、長年非科学的とされた目視による乳房濃度評価法に革命的変化がもたらされた。それが、歴史的に初めて科学的と世界が認めた自動式3次元乳腺密度評価ソフトとそのパワーを最大限に活用した補助的超音波検査を用いた個別化マンモグラフィ検診システムである。北斗検診センターの個別化検診では、すでに明確な成果を上げている。世界で最もデンスブレストが多い日本人女性の乳がん死を一日も早く減少させるために、一人でも多くの読者に、正しい理解に基づく行動を喚起したい。

The most significant issue of mammography screening supported by world-wide numerous scientific evidences is "Dense Breast". Dense breast masks many tumor-forming breast cancers and a cause of high risk of breast cancer. A large number of efforts had been made in vain due to their unscientific subjective visual gray-scale assessment, which has been put an end by the evolutionary automatic 3-dimensional breast density assessment software globally accepted as scientific evaluation of anatomical breast density. This software enabled personalized mammography screening with adjuvant ultrasonography. Personalized mammography screening system originally created at Hokuto Screening Center has already proven the successful effect. Action to widespread utilization of this system based on proper comprehension is urged to save more lives of the Japanese women among whom the largest rate of dense breast in the world has been reported.

●はじめに

　乳がんの医療の究極のゴールは乳がんから尊い命を守ることである。検診、診断、治療の中で唯一、乳がんによる死亡率減少効果の科学的なエビデンスを示し続けているのがマンモグラフィ(MG)検診である。しかし、MG検診にも未解決の重大な問題が長年存在した。それが、デンスブレストによる病変のマスキングと乳がんリスクである。

　なぜか？　その理由はデンスブレストの評価方法の非科学性にあった。
　主観的で再現性に乏しい非科学的な目視による濃淡の2次元乳房濃度評価の虚構の基盤に立脚している限り、信頼とその応用を手にすることはできなかったのである。
　しかし、MGが完全デジタル化された2001年以降、本物の解剖組織学的な乳腺密度をMG画像から炙り出すという神がかりのコンピュータ技術の競争が世界の先進国で加速度的に進んだ。その結果、世界が夢にまでみた自動式3次元乳腺密度評価ソフトウェア(ボルパラ™)が登場した。
　本章では、ボルパラ™を有効活用した北斗乳腺・乳がんセンターの個別化マンモグラフィ検診システムの概要と成績を紹介する。

●日本のマンモグラフィ検診の最大の問題はデンスブレスト(DB)

　MG検診対象年齢が段階的に若年化する中で、乳腺実質量(体積)の多い乳房「デンスブレスト(DB)」内の腫瘤のマスキングと乳がん発症リスクが大きな問題として世界的にクローズアップされている。日本は世界最高レベルのDB率(**図1**)が示されていることを考慮すると[1]、喫緊の対策が必要である。

●Breast Densityとは、解剖組織学的な乳腺実質量(体積)のこと

　デンスブレストの英語表記は「dense breast」である。「density」は、本来3次元(体積)の密度を意味する。しかし、MG画像は2次元(面)のため、長年、グレースケールの濃淡表記をもって密度を示すという誤解が常識化されてきた。「dense breast」は、日本乳癌検診学会用語では「高濃度乳房」となるのはその所以である[2]。ところが、ボルパラ™が示す3次元的密度表現では「高密度乳腺」とした方が

CLINICAL REPORT

自動式3次元乳腺密度評価ソフトウェアの意義と個別化マンモグラフィ検診システム

北斗病院 乳腺・乳がんセンター | **難波　清、中島　恵**

理にかなっている。

　近年、デンスブレスト問題解決を目指す最先端の放射線医学では2次元ではなく3次元評価が主流となっている。最先端の話題を盛り込んだ本稿では、敢えて「breast density」の日本語訳を「乳腺密度」に統一した。

● デンスブレスト問題解決の障壁だった乳房濃度評価法の非科学性

　目視による濃淡評価の問題の本質は、解剖組織学的な乳腺実質の密度（体積）との乖離にあった。

　BI-RADS 第5版（ACR、2013）[3]では、乳腺のdensityとは放射線を減衰させる乳房内の組織のボリュームの評価とし、病変が正常組織により不明瞭化される可能性を相対的に示す指標とした。MGのデジタル化がほぼ100％達成した欧米での急速な3次元化への動きが伺える。近い将来、目視評価は廃止されコンピュータソフトによる3次元評価に統一されると私は予測している。その理由を下記に示す。

　世界的な乳癌画像診断の権威であるDaniel Kopans（ダニエル・コーパンス、ハーバード大学）は、長年の夢であった乳腺実質のMG画像での3次元評価をこのように表現した[4]。「放射線科医は乳腺実質のdensity（％）を当てずっぽうで評価しているが、3次元の現象を評価するのに未だに2次元の情報を使っているので絶対に正確とはなり得ない。」彼の歓喜の気持ちが湧き出るような文章である。目を疑った読者のために以下に原文を添えた。

"Radiologists can guestimate the percentage of breast tissue that is dense, but they are still using 2D information to assess a 3D phenomenon, and they cannot possibly be accurate in any absolute sense."

● 2次元濃淡評価から3次元密度評価までの歴史

　乳房濃度の限界を重視し、濃度（2次元）ではなく密度（3次元）でBreast Density（BD）を客観的に評価するための努力は欧米の大学の研究レベルで長年にわたり培われてきた。図2はその分類と発展の間の歴史を示した。残念ながら日本ではこのような研究は皆無である。複数の開発ソフトが毎年のようにコンテストの中で切磋琢磨され、一つの方式のソフトウェアが最高評価を得た。精度、再現性、スピード、最も信頼度の高いMRIとの一致性[5]、さらに世界的標準であるBI-RADS™（米放射線学会、ACR）に適合し、検診現場でスムーズな運用などの条件をクリアしたソフトウェアがボルパラ™だった。次に示すこの領域の世界のリーダー達がボルパラ™の学術顧問に合流した所以である。

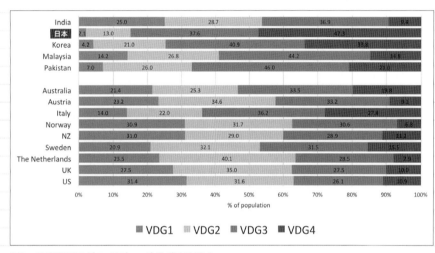

図1　世界各国のボルパラ（ver.4）乳腺密度分布

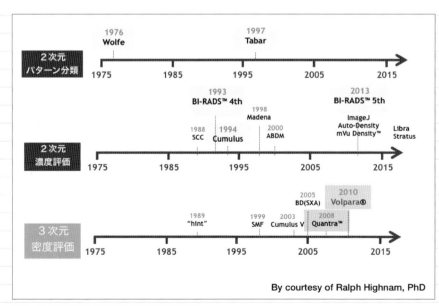

図2　乳房濃度（乳腺密度）の評価法の歴史

30年以上の開発を経た自動式3次元密度評価ソフトウェア（ボルパラ、Volpara™）の概要（図3）

商品名は、VolparaDensity™（以後ボルパラ™）で、開発元はVolpara Solutions（2009年創立、ニュージーランド）である。ボルパラ™は、約30年前に英国オックスフォード大学のRalph Highnam（現在Volpara SolutionsのCEO）がSir Mike Brady教授（現・同社顧問）に師事して始めた研究の成果である[6]。乳腺密度研究の第一人者であるMartin Yaffe（カナダ・Toronto大学教授）やNico Karssenmeijer（オランダ・Radboud大学教授）も同社の学術顧問を担っている。Ralph Highnam氏によると、"Volpara"という名称は、"volume of parenchyma（乳腺実質）"に由来するとのこと。本ソフトは、すでに米国FDA、CEマーク、他、多数の国々で認可承認され、現在までに1,000万人以上の女性の乳腺密度を測定した。日本では2017年11月に認可された。

ボルパラ™による乳腺密度測定の原理と実際（図4）

MGのローデータがボルパラ・サーバに転送されると自動的にピクセルごとに放射線の減衰情報を解析、電気信号に変換し、独自に開発したアルゴリズムで乳房の脂肪と乳腺実質の体積（cm³）と密度（%）を割り出す。その後、BI-RADS™の4段階評価（A、B、C、D）に換算される。そして予め設定されたビューアや他の出力先に自動的に転送され、分かり易くデザインされた形式で表示される。

以下にボルパラ™の主な特徴を示す。

- 世界で初めての自動式3D乳腺密度（面積ではなく体積）評価ソフト
- マンモグラフィ撮影後、約30秒で客観的で再現性を備えたボリュームデータ（cm³表記）
- あらかじめ設定したPACS、RISなどに転送が可能
- ほぼすべての機器メーカの2Dや3Dマンモグラフィ・システムに対応
- BI-RADS第4版（1、2、3、4）と第5版（a、b、c、d）（アメリカ放射線学会）に対応

この様に、ボルパラ™はMG撮影と同時に乳腺密度を自動的に示す。そのため、検診現場での超音波検査、造影マンモグラフィ、そしてMRIなどの補助診断の迅速で適正な適応決定を可能にした。

ボルパラ™が明らかにしたデンスブレストの乳がんリスク

デンスブレストは、高密度乳腺実質内に発症した癌腫をマスクしてマンモグラフィの感度を低下させると同時に、ハイ

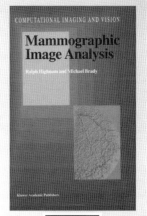

図3　ボルパラ™の概要

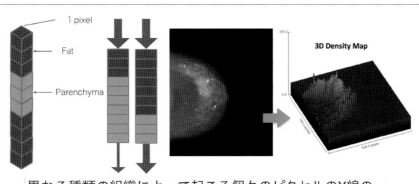

図4　ボルパラ™（Volpara™）の原理

CLINICAL REPORT

自動式3次元乳腺密度評価ソフトウェアの意義と個別化マンモグラフィ検診システム
北斗病院 乳腺・乳がんセンター｜難波 清、中島 恵

リスク因子として重要である。

ボルパラ™を用いた多くの研究では、デンスブレストの乳がん発症リスクは4～8倍、さらに中間期乳がんリスクは約8倍とされている[7]。

2017年にはこれらの成果が評価され、世界で最も厳しく評価の高い英国のTyrer-Cuzickリスクモデルにボルパラ™が採用された[8]。

デジタル・マンモグラフィのローデータさえ保存されていれば、リスク因子に限らず多くの研究が過去に遡り短期に結果を導き出すことができる。そのため、今後、さらに多くの研究成果が期待される。日本からも多数の研究を実施し検診レベルの向上に寄与してもらいたい。

●ボルパラ™を用いた個別化マンモグラフィ検診システム（北斗方式）[2]

当センターでは、2013年夏のボルパラ™導入後、個別化検診開始に向けて検討を重ね、受診者のニーズに対応できるようなシステムを構築。有効に活用し良好な実績を上げてきた。ここでは、最も重要な2つのゴールとその実際について紹介する。

1. 2つの基本目標
1) 画像診断の高い精度と効率
2) 受診女性とスタッフの乳腺密度の意義の十分な理解と高い満足度

2. 個別化MG検診の流れ（図5）

① 乳腺密度と個別化の意義習得のための3段階学習

1. 女性の自宅に検診の案内状を送る際に、乳腺密度と個別化の意義を学習してもらうためのわかり易い説明書を同封（自宅学習）。
2. 検診センター来訪後、待ち時間に説明ビデオを見て、視聴覚的に理解度を高める（現場での視聴覚学習）。
3. クラークが理解度のチェックを行ない、理解が足りない女性にはもう一度説明を行い理解を徹底させる（理解の確認と徹底）。

② 画像検査の順序

1. マンモグラフィ撮影
2. 技師の撮影終了操作でCADとボルパラ™にローデータが転送。
3. ボルパラ™とCADデータが撮影後30秒で設定済みのサーバへ結果を伝送し、自動的にビューアに表示。
4. 同時に、クラークの持つiPadにも結果が伝送され、乳腺密度の結果が受診者に示される。
5. 個々の乳腺密度に応じて、補助的な超音波検査の必要の有無が助言され、希望者には超音波検査がスムースに実施される。

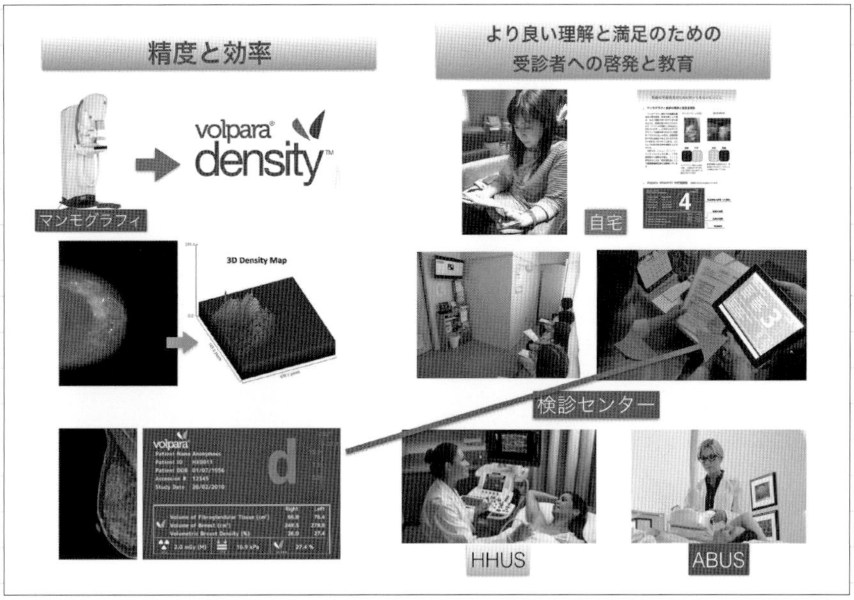

●北斗個別化マンモグラフィ検診システムの成果

457名に対しアンケート調査を実施。満足度は93%で理解度は90%で、乳腺密度の意義に深い理解をいただいた（図6）。また、2014年7月から2017年6月までに

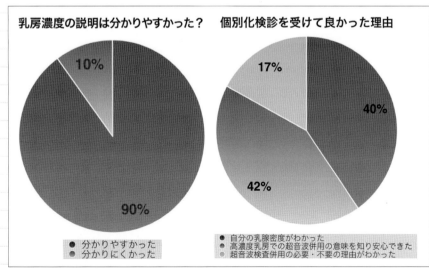

図5　乳腺密度による個別化マンモグラフィ検診システム

図6　アンケート調査結果
　　　北斗検診センター2016.4～2017.6　457人

北斗検診センターで乳がん検診を受診した延べ4,914人の半年毎の個別化達成度をみると、乳腺密度による個別化で非デンスとデンスブレストの間で満足のいく個別化が達成されていた（**図7**）。

おわりに

我が国における乳房濃度と乳腺密度の理解の隔たりは、「天動説」と「地動説」の2つのパラダイムに似ている。世界的なパラダイム・シフトの中で世界一のDB女性を抱える日本は遅れをとってはならない。

「個別化」と「Preision（精緻）」、そして「Value（価値）」で象徴される概念により医療が大きく変化する中、デンスブレスト問題解決の時代はすぐそこに見えてきた。

J-STARTで世界トップレベルの高度な乳房超音波検査のインフラと実績を世界に示した日本こそが、適正な個別化マンモグラフィ検診をリードする勢いを示してもらいたい。

謝辞

本稿執筆にあたり、最新の貴重な資料提供を頂いたRalph Highnam博士に感謝する。

〈文献〉

1) 難波　清ほか:自動式三次元乳腺密度測定ソフト『ボルパラ™』の導入によるマンモグラフィ検診の「個別化」を目指す新たな乳がん検診システム. 日本乳癌検診学会誌 23(3): 474-474, 2014
2) NPO法人日本乳がん検診精度管理中央機構 2017年04月21日. 施設・画像評価委員会委員長 横江隆夫 乳房の構成の分類に関するお知らせ.
https://www.qabcs.or.jp/news/entry-921.html
3) 「ACR BI-RADS®アトラス」(電子版)翻訳/編集:ACR BI-RADS®翻訳中央委員会発行: 日本放射線科専門医会・医会, 9/2016.
http://ebookstore.m2plus.com/mproducts/9784559030168.html
4) Daniel Kopans: Basic Physics and Doubts about Relationship between Mammographically Determined TissueDensity and Breast Cancer Risk. Radiology 246(2): 348-53, 2008
5) Wang, J et al: Agreement of mammographic measures of volumetric breast density to MRI,PLoS One 8(12): e81653, 2013
6) Ralph Highnam et al: Mammographic Image Analysis,Springer Science & Business Media, 1999
7) Wanders JOP et al: The effect of volumetric breast density on the risk of screen-detected and interval breast cancers: a cohort study, Breast Cancer Res 19(1): 67, 2017
8) http://www.dieurope.com/BlogRetrieve.aspx?PostID=628818&A=SearchResult&SearchID=1890329&ObjectID=628818&ObjectType=55

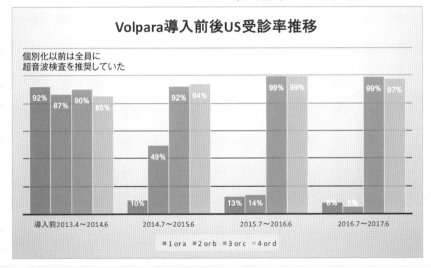

図7　個別化検診の効果
　　 併用超音波検査の適正個別化がほぼ完璧に実現

IVR BOOK 2017

RadFan 11月臨時増刊号

大好評につき7年目!

IVR BOOK 2017

特集❶ 末梢インターベンションの今!
企画 井上政則(慶應大学)
<脳神経外科>
鶴田和太郎(虎の門病院)
石井 暁(京都大学大学院)
<循環器内科>
武井 眞(東京都済生会中央病院)
鈴木健之(東京都済生会中央病院)ほか
<放射線科>
中井資貴(和歌山県立医科大学)
山本真由(帝京大学)ほか

特集❷ FFRの意義と実際
寺井英伸(心臓血管センター金沢循環器病院)
松尾仁司(岐阜ハートセンター)
横井宏佳(福岡山王病院)

特集❸ My BOOKMARK ～私のお気に入りデバイス～
<脳神経外科領域>
小金丸雅道(久留米大学)
高橋文也(帯広厚生病院)
安井大祐(日本医科大学)
<循環器、末梢血管領域>
阿部充伯(医療法人松山ハートセンターつばさ循環器科クリニック)
<脳神経外科領域>
杉生憲志(岡山大学大学院)

特集❹ メディカルスタッフが支えるIVR
<放射線技師領域>
企画 増渕裕介(那須赤十字病院)
石橋 徹(医療法人あかね会土谷総合病院)
森島貴顕(東北医科薬科大学病院)
竹井泰孝(川崎医療福祉大学)
<看護師>
企画 知識亜紀子(平塚市民病院)
佐藤あゆみ(済生会横浜市東部病院)
松本康宏(湘南東部総合病院)

CVIT 2017コーヒーブレイクセミナー
実臨床における
FFRの活用
CHAIR: Nobuhiro Tanaka, M.D.
LECTURER: Nico H. J. Pijls, M.D.,

第46回日本IVR学会総会 ランチョンセミナー4
いろいろな部位の塞栓術で活躍する
AMPLATZER™ Vascular Plug:有効活用のコツ
名脇役AVPの活用術
座長:小泉 淳(東海大学)
演者:山口雅人(神戸大学医学部附属病院)

DIVISION 放射線科領域のIVR
CLINICAL REPORT
体幹部領域における
Target XXL 360
detachable coilの使用経験
濱本耕平(自治医科大学附属さいたま医療センター)
CrossWinder™
宮山士朗(福井県済生会病院)
TECHNICAL REPORT
ナデシコ®遙Plus
株式会社ジェイ・エム・エス

2017
November
Vol.15 No.12
11月臨時増刊号
11

特集1 末梢インターベンションの今!
企画 井上政則(慶應義塾大学)
CLINICAL REPORT
<脳神経外科>
Barricade coilの初期経験
鶴田和太郎(虎の門病院)
Pipeline Flexによる大型内頚動脈瘤の治療
石井 暁(京都大学大学院)
<循環器内科>
バルーン肺動脈形成術の最先端
武井 眞(東京都済生会中央病院)ほか
SFA TASC C/D病変の治療を考える
鈴木健之(東京都済生会中央病院)
<放射線科>
NLE(N-butyl-2-cyanoacrylate-Lipidol-Ethanol混和液)の基礎的検討と臨床応用
中井資貴(和歌山県立医科大学)ほか
画像ナビゲーションガイド下での安全なDIPS
山本真由(帝京大学放射線科学講座)

特集2 FFRの意義と実際
FFR based Interventionのエビデンス
寺井英伸(心臓血管センター金沢循環器病院)
FFRの臨床的有用性
—症例から有用性を検証する—
松尾仁司(岐阜ハートセンター)
FFRの現状とこれから
横井宏佳(福岡山王病院)

特集3 MY BOOK MARK 私のお気に入りデバイス
<放射線科領域のIVR>
Excelsior SL-10R Microcatheter、Target® Detachable Coil (0.010-inch)を用いた超選択的塞栓術
小金丸雅道(久留米大学)
お気に入りの4Frシステム
—強いbackup forceによって手技をより簡単に—
高橋文也(帯広厚生病院)
マイクロカテーテル:GOLD CREST Neoについて
安井大祐(日本医科大学)
<循環器、末梢血管領域のIVR>
Microcatheter; Caravel
阿部充伯(医療法人松山ハートセンターつばさ循環器科クリニック)
脳神経外科領域のIVR
LVIS & LVIS Jr stent
杉生憲志(岡山大学大学院)

特集4 メディカルスタッフが支えるIVR
<Part1 診療放射線技師>
企画 増渕裕介(那須赤十字病院)
いまこそ分かち合える放射線管理
—IVR室でおさえるべきポイント—
石橋 徹(医療法人あかね会土谷総合病院)
我が国の血管撮影・IVRに対する診断参考レベルの現状と補完に向けた動き
竹井泰孝(川崎医療福祉大学)
血管撮影室における従事者の放射線被ばく防護、放射線教育とその理解
森島貴顕(東北医科薬科大学病院)

<Part2 看護師>
企画 知識亜紀子(平塚市民病院)
急性期医療におけるIVR看護
佐藤あゆみ(済生会横浜市東部病院)
急性期医療における IVRチーム医療に対する看護師の想い
知識亜紀子(平塚市民病院)
急性期におけるIVRチームに対する看護の思い
松本康宏(湘南東部総合病院)

本体 3,704円 +税
ISBN978-4-86291-164-3

放射線科医向けの医学誌「Rad Fan」
全国の大型書店、医学書専門店にて
お買い求め頂けます。
http://www.e-radfan.com

メディカルアイ
〒171-0022 東京都豊島区池袋3-18-43内山ビル3F
TEL:03-5956-5737　FAX:03-5951-8682
ホームページ http://www.e-radfan.com
E-mail:m-eye@medical.email.ne.jp

特集2

明日から使える！読影・撮影・走査テクニック集
～実践編～

● **My Recipe** ～私はこうしてマンモグラフィ画像を読影している～
● **マンモグラフィと私**
  香川県立中央病院乳腺センター　白岩美咲

● **My Recipe** ～私はこうしてマンモグラフィを撮影している～
● **啓発と接遇からはじめるマンモグラフィのポジショニング**
  独立行政法人 労働者健康安全機構 浜松労災病院 中央放射線部　内田千絵
● **良いマンモグラフィを追求するために**
  京都第二赤十字病院　梶迫絵美
● **誰のためのマンモグラフィ撮影か？全ては受診者・患者さんのために**
  三河乳がんクリニック　渡辺恵美
● **継続してマンモグラフィ検査をうけていただくために**
  日立総合病院放射線技術科 超音波乳腺係　渡邊　希

● **My Recipe** ～私はこうして乳腺超音波検査で走査している～
● **超音波検査は奥深い**
  公立学校共済組合四国中央病院健康管理科　濱田信一
● **目指せ！乳腺超音波の達人**
  社会医療法人敬愛会 中頭病院臨床検査部　玉城真奈美

特集2 実践編

私はこうしてマンモグラフィ画像を読影している

医師

マンモグラフィと私

香川県立中央病院乳腺センター
白岩美咲氏

マンモ歴：約19年。ただ、入局した岡山大学放射線科では、当時、放射線科医師がマンモグラフィの撮影時のポジショニングを行っていて、その期間が+αあり。
動機：学位論文を終え(子宮頸癌のMRI診断!)、少し別のこともしてみようかと考えていた時に、当時の教授から、たまたま乳腺に関する質問をされて答えられず、「まずい」と思ったのが、勉強をはじめたきっかけである。
認定取得年：2000年に取得。ちょうどマンモグラフィが検診に導入されるという頃であった。現在は日本乳がん検診精度管理中央機構のマンモグラフィ読影委員である。
使用装置、使用歴：キヤノンメディカルシステムズ社(とても古い装置だったと記憶している)、GE社 Senographe DMR+、Senographe DS、コニカミノルタ社 MGU-100B (Mermaid)、SIEMENS社 MAMMOMAT 3000 Nova、MAMMOMAT Novation DR、富士フイルムメディカル社 AMULET、AMULET Innovality (トモシンセシス搭載)。
おすすめの装置はコレ！：何を重視するかで、答えは変わってくるかと思われるが、私は現在、富士フイルムメディカル社 AMULET Innovalityを愛用している。
1日の検査数：外来・検診あわせて30〜40件。

マンモグラフィ撮影レシピ

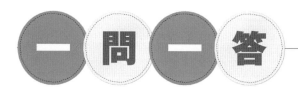

白岩氏の A認定取得、維持のコツ

「読影しっぱなしにしないこと。軌道修正すること。」
　読影には個々に傾向がある。そしてこれは放っておくと、独りよがりの読影になりかねない。自分の読影結果が適切であったか、他の画像所見や病理組織所見と対比し、また、カンファレンスや勉強会に積極的に参加して、教訓となる症例に接して、自分の読影を適切な方向に軌道修正する努力が重要だと思う。

一問一答

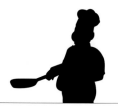

Q 読影時に最も心がけていること

A 「真っ白な心で」これはマンモグラフィ読影試験でA認定を取得できず苦労していた時、遠藤登喜子先生からいただいた言葉である。試験だけでなく、検診の読影の際などでは、要精検判定が続くと、何とか異常なしに見ようとしたり、逆に異常なしの判定が続くと、些細な箇所が気になって疑心暗鬼になったり、また診療では、触診や超音波検査で所見があると、マンモグラフィでも無理に所見を作ったりということがありがちだが、一例一例平常心で、ありのままの画像を読影することを心がけている。

Q 読影環境で最も工夫している点

A マンモグラフィ画像からなるべく視線を外さずに読影できるようにしている。最小限のマウスとキーボードの操作で、読影する画像を自分の観察したい状態で見ることができるよう、ワークステー

ションを配置し、マンモグラフィビューアソフトの機能を設定している。部屋の照度については、調光に加えて、手元のスイッチで照明をon/offできるようにしていて、外来診察時においても、読影時には適切な照度にしている。

Q 忘れられない症例は？（患者さんに言われた衝撃の一言）

A 「医療は進歩しているのに、どうしてこんな野蛮な検査がずっと残っているのですか!!」マンモグラフィ撮影を終えて、私の前に座った患者さんの開口一番の言葉である。「野蛮」という言葉の強い響きにショックを受けたのを今でも鮮明に覚えている。同時に、快適とはいえない検査を強いているのだからこそ、しっかり診断しなければ…という思いを改めて心に刻んだ一瞬であった。

Q マンモグラフィの読影にはまった瞬間は？

A 「マンモグラフィ読影講習会」周囲に講習会受講者は皆無で、ほとんど前情報なく参加したのだが、マンモグラフィ漬けの非常に濃密な時間であった。少人数のグループでのディスカッションを中心とした講習も新鮮で、講師の的確かつ深い説明と熱意に感銘を受けた。読影力もマンモグラフィへの興味も、それまでの何倍にもなった2日間であった。

Q 今、おすすめの文献や本

A ・角田博子編：新 乳房画像診断の勘ドコロ, メジカルビュー社, 2016
これまであるようでなかった乳房画像診断の全分野をカバーした教科書とでもいうべき1冊。初心者から上級者まで役立つと考える（実は私も少し書かせていただいている）
・岩瀬拓士ほか：石灰化を極める, 金原出版, 2015
石灰化の奥深さに気づかせられる1冊。一読した後もそうであるが、診断に迷う石灰化に遭遇した際、さらにこの本の凄さがわかると思う。

Q これからさらに知識を深めたい分野

A 「AI」ものは使いようで、どんなに優れているとされている装置やシステム、技術であっても、使う人間がその特徴を理解して使用しなければ、進歩することはできない。これからの時代、「AI」に使われるのではなく、「AI」をしっかり理解して上手に利用していきたいと思っている。

Q 若い読影医に伝えたいこと

A 現在多くの領域の画像診断はCTやMRIが中心となっている。このため、特に放射線科医では、目にする乳房の画像診断の多くがMRIということも少なくないと思うが、マンモグラフィや乳房超音波検査を理解できているか否かで、診断の奥行きが随分変わってくるかと考える。マンモグラフィや超音波検査にぜひ興味を持っていただきたいと思う。

Q 尊敬する人、師としている人

A 日本乳がん検診精度管理中央機構理事長の遠藤登喜子先生。私が受講したマンモグラフィ講習会では、受講者と講師の懇親会があり、その時お話したのが最初である。以来今日に至るまで、叱咤激励され続けている。この時の出会いがなければ、私が現在乳房画像診断を専門としていることはなかったと思っている。

Q 診療放射線技師の方々に提言したいこと

A 「私達読影医の前にくるまでに80％は決まっている」いくら読影医が優秀でも、映っていないものは見つけられないし、わかりにくいものは迷う。特にデジタルの時代では、ポジショニングの善し悪しが画質にも直結している。読影医が精度の高い診断ができるかは、診療放射線技師の皆様の腕にかかっているのである。診断もチームで頑張りましょう!!

マンモグラフィ撮影レシピ

特集2　実践編

白岩氏の ここが上達のPOINT　My Recipe
本当は教えたくない マンモグラフィ読影の極意

マンモグラフィ撮影レシピ

　「マンモグラフィ読影の極意、あるなら教えて欲しい」というのが、正直なところ私の本音である。マンモグラフィの読影を始めて随分年月が経つが、今も「本当にこの読影でよかったのか」と自問自答する毎日が続いている。そのような私にとって、道標になるものがあるとすれば、その1つは「病理組織像」であろうか。私達画像診断医と病理診断医は、同じ対象を観察して診断を行っている。病理診断医が細胞や組織そのものを観察しているのに対し、画像診断医はX線や超音波というフィルターを通した画像を観察しているわけである。マンモグラフィでは、私達は乳房内にある様々な構造をX線画像として観察している。見えているもの1つ1つには見えている理由があり、病変があるにも関わらず、病変として捉えられない場合には、同様に見えていない理由があるはずである。そして、その答えの鍵は「病理組織像」にあると考えている。

　乳癌病変のマンモグラフィといっても様々である。腫瘤1つとっても高濃度のときもあれば、あまり濃度が高くないときもある。辺縁が見えているときもあれば、見えないときもあり、石灰化や構築の乱れを伴っているときも伴っていないときもある。細胞の多い腫瘤なのか、線維が多い腫瘤なのか、変性や壊死を生じている腫瘤なのか。乳腺外の脂肪組織と接しているのか、乳腺内の間質と接しているのか、その間質は線維の多い間質なのか、脂肪の多い間質なのか。線維組織の増生を伴って浸潤しているのか、正常組織の形態を壊さずに広がっているのか。石灰化は分泌型なのか、壊死型なのか、間質の石灰化なのか。これらそれぞれが、マンモグラフィに反映されていて、私達はその画像を見ているのである。

　私は、自分のマンモグラフィの読影結果が十分でなかったとき、できる限り、その原因を突き止めることにしている。エコー像やMRI像と対比し、そして病理組織像と対比する。エコー像を見たときに「どうしてマンモグラフィではわからないのだろう」と思った病変が、病理組織像と対比して、見えていない理由がわかり、納得できることがある。逆に見えるはずの病変が見えていないときは、その原因を分析する。自分の認識の甘さに起因する時も多いが、撮影時のポジショニングの問題やデジタルマンモグラフィ時代の昨今では、画像処理により、見えるはずの病変が捉えにくくなることも生じている。また時に、マンモグラフィで見えているものが何を反映しているのかわからず、病理医に質問することもある。お互い多忙な身ではあるが、形は違えども画像を見る同志であり、こちらの熱意が伝われば、それに応えて非常に的確な答えが返ってくることも多い。そのようなときは、まさしく「霧が晴れる思い」である。

　そして、次にマンモグラフィを読影するときには、これまで蓄積したこれら1つ1つを使って、ちょうど逆引き辞典のように、「この画像はこの所見はどのような病理組織を反映しているのだろう?」と考えながら、読影するのである。後になって、自分のイメージしたとおりの病理組織像を目の当たりにした際には、「さらに診療に役立つ読影を」と新たなエネルギーが湧いてくる。

　言うならば、私にとってのマンモグラフィの読影の極意は「病理組織像をイメージしながらの読影」ということになるのであろうか。回り道のように思われるかもしれないが「急がば回れ」。本質を捉えることこそが、マンモグラフィの質の高い読影への近道であり、極意であると私は信じている。

特集2　実践編

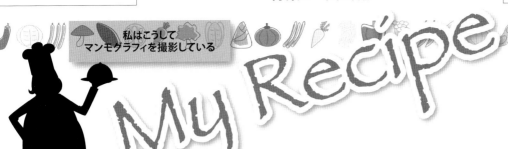

私はこうしてマンモグラフィを撮影している

診療放射線技師編

啓発と接遇からはじめるマンモグラフィのポジショニング

独立行政法人 労働者健康安全機構
浜松労災病院 中央放射線部
内田千絵 氏

マンモ歴：技師歴20年、
マンモ歴20年（アナログ歴10年、CR歴10年）
動機：従事していくうちに、自分の技量がダイレクトに画像に反映することのプレッシャーと面白さを感じるようになった。受診者さんには自分と同じように働く女性や子を持つ女性が多く、より身近にこの検査の重要性を肌で感じるようになった。そのため、啓発活動にも力を入れている。

認定取得年、更新回数：
2000年初回認定（B-1）取得（当時の筆記試験はマークシート方式ではなく記述式で、グループ実習を終えるごとの小テストもあった）。2002年A認定取得、その後A認定更新3回。
使用装置、使用歴：
撮影装置／キヤノンメディカルシステムズ社製 MGU-1000A Pe.ru.ru（2009年12月〜現在）
CRシステム／富士フイルムメディカル社製 PROFECT CS（2008年4月〜現在）
過去使用の撮影装置／キヤノンメディカルシステムズ社製 MGU-100B、GE社製 セノグラフDMR＋、SIEMENS社製 MAMMOMAT 3000nova、PHILIPS社製 Mammo Diagnost UC（今ではめずらしいツーブスの付いた機種だった）
使ってみたい装置はコレ！：
FPD搭載のマンモグラフィ撮影装置、全部！
1日の検査数：週に3回、乳腺外来日を設けており、10〜15人前後の撮影を行っている。J.POSHの取り組みであるJMS（ジャパンマンモグラフィサンデー）をきっかけに、2009年より年に3回程度、休日に乳がん検診を実施しているが、その際は半日で40名前後の受診がある。

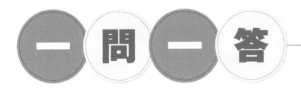

内田氏の A認定取得、維持のコツ

乳がん治療、画像診断に携わる多くの医療従事者の方とできるだけ交流を持ち、自分が従事している狭い分野だけではなく、様々な分野、職種の方から刺激を受け続けること。自分が何のためにこの職種を選び、医療に従事しているのかを見失わないようにすれば、情報収集を怠らず、自己研鑽を欠かさずに維持していくことができると考えている。

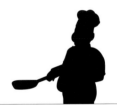

一問一答

Q 撮影時に最も心がけていること

A 『受診者さんの状態の把握を怠らない』ということ。気分が悪くなられていないか、不快な思いをさせてはいないか。撮影に集中しすぎて受診者さんの状態の把握を怠らないよう心がけている。マンモグラフィは撮影に際して、より配慮が必要なモダリティであることは間違いない。診断しやすい画像の提供が重要であることはもちろんだが、医療に携わる人間として『人を看る』ということを忘れてはいけない。

Q 撮影環境で工夫している点

A マンモグラフィの撮影は、受診者さんの協力が不可欠である。話しかける口調や声のトーン、立ち居振る舞い。そして目で見ても、耳で聞い

マンモグラフィ撮影レシピ

ても、鼻で感じても心地よく感じてもらえるような撮影室の環境作りに気を配っている。たとえば、壁紙は女性が安らぎを感じるピンク色にし、ウォールステッカーを貼ることで可愛らしい印象にしている。さらにヒーリング効果のある音楽を流し、リラックス効果のあるアロマを焚くなどの工夫も取り入れている。

Q 患者さんに言われた忘れられない一言は？

A 『あなたがいたから、頑張ろうと思った』この言葉は、数年前に乳がんの手術をされた患者さんに言われた、忘れられない一言である。手術後、退院される際にわざわざ私を訪ねて来られ、涙ぐんでお礼を言ってくださる患者さんがいた。『まだ放射線治療や薬物療法など治療は続くけれど、頑張ろうと思う』と。一人でも多くの方の手助けに自分が役に立てば、と日々取り組んでいるため、とても心に響く一言だった。自分の一言で前向きになってもらえることも、逆効果になることもあるかもしれない。それでも患者さんに寄り添える自分でいたい、と思っている。

Q マンモグラフィの撮影にはまった瞬間は？

A 『また来たわよ』『今日は内田さんいるかな？』私のことを覚えていてくれ、声をかけてくれる受診者さんも多くいる。できるだけ私もその方の印象や会話の内容を覚えておくように努めている。覚えていてくれた、そう思ってもらえるだけでも安心感のある環境を作ることができる。『またお願いね』『他の人にも勧めるわ』そう言ってもらえることが、お互いの信頼関係を築き、その環境を継続していこう、と自分のモチベーションの向上につながる。また、自分の考えている通りに画像が出来上がると、自分の手の感覚と画像が一致していたことを確認できる。その瞬間もモチベーションが上がる。

Q 今、おすすめの文献や本

A ●『見て診て診る マンモグラフィ画像読影ハンドブック 改定第2版：編集 遠藤登喜子、永井書店、2008』
井本厚志先生が執筆担当された、「撮影手技（ポジショニング）のコツとポイント」の項は何度も見直している。また、撮影手技のみならず、読影、病理、精度管理に至るまで万遍なく学ぶことのできる教本である。

●『乳腺MRI実践ガイド—撮像法、読影基準、治療—：編集 戸崎光宏、福間英祐、文光堂、2007』
乳腺MRIに従事していなくとも、学び始めるためにとても役に立つ教本である。

●『マンモグラフィ診断の進め方とポイント 第4版：編集 東野英利子、角田博子、秋山太、2013』
読影を学ぶために、大変役立つ一冊であることは間違いない。

Q これからさらに知識を深めたい分野

A 乳がんに関することは万遍なく、どれも知識を深めたいのが正直なところだが、まだ従事したことのない放射線治療については是非とも関わりたい分野である。20代の頃は、放射線治療を受けられる患者さんの心に寄り添えるだけの自分になっていないのでは、と感じていたが、今は従事できるだけの自分になっているのでは、と感じており、知識を深めたいと考えている。

Q 若い技師に伝えたいこと

A 単にスイッチを押すだけのカメラマンになってはいないか。一般撮影を含め、画像がデジタル化されたことで、撮影条件や画像処理の取り扱いが甘くなってしまっているように感じている。今一度、基本に立ち返り、自問自答することで画像を提供する上での倫理観を養ってほしいと思う。

Q 撮影力等、今のレベルに達するために苦労したこと

A 毎回、自分の撮影した画像を見直すことを怠らないようにしている。今のレベルが一番だとは考えていないため、診断しやすい画像であるか、改善すべき点はないか、毎回考えるようにしている。過去画像があれば必ず確認し、過去の技師レポートも必ず確認してから撮影に臨むようにしている。技師レポートは、読影補助のための所見のみならず、次回へつなぐためのポジ

ショニングに関わる工夫、必要があれば撮影時の状況等も記載するようにしている。

Q 認定を取得してよかったこと

A 多くの方と交流を持つ機会を持てていること。早くに取得したことで20代から認定講習会に講師として参加させてもらい、今では認定講習会を開催する側の立場となった。それらの経験は、自分だけの知識や技術に留まることなく、常に自施設や地域、全国の系列病院の精度向上に役に立てることができている。

Q おすすめの学会、研究会

A
- ●京都マンモグラフィ研究会
- ●関西乳房画像研究会
- ●日本乳癌検診学会
- ●静岡県放射線技師会_乳腺画像部会研修会（部会長を務めている。所属されてない方も参加可能）

Q おすすめの啓発活動

A
- ●オリジナルピンクリボンバッジのデザイン＆作成、募金活動（図1）
- ●10月ピンクリボン月間のバルーンデコレーション（図2）
- ●10月ピンクリボン月間のライトアップ（図3）
- ●ピンクリボンクリスマスツリーの設置
- ●浜松シティマラソンでの啓発活動（お揃いのオリジナルピンクリボンTシャツを着て走る！）（図4）
- ●街頭での乳がん検診受診および自己検診の啓発活動

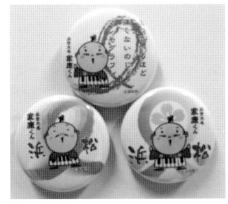

図1　オリジナルピンクリボンバッジ
（出世大名 家康くんコラボデザイン）

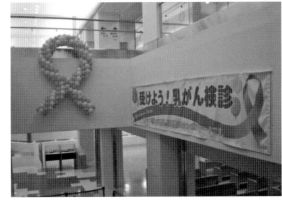

図2　10月ピンクリボン月間のバルーンデコレーション

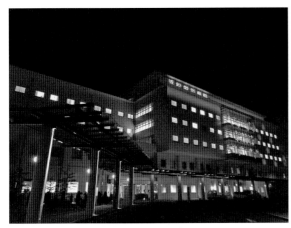

図3　10月ピンクリボン月間のライトアップ

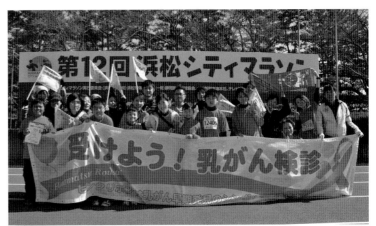

図4　浜松シティマラソンでの啓発活動（毎年2月開催、5年連続参加中）

特集2　実践編

内田氏の ここが上達のPOINT
My Recipe
私の考えるマンモグラフィポジショニングの極意

マンモグラフィ撮影レシピ

　マンモグラフィに求められる画像のポイントは、『乳房全体が写しだされている画像であるか』『乳腺組織内部の構造が分かる画像であるか』この2点にある。そのためにどうポジショニングとしてアプローチするのか。それが私たちに求められ、意識していなければならない点である。

　先にも述べたが、良いポジショニングへの近道は、受診者さんとの信頼関係を築き、早い段階で協力が得られるような私たちの接遇にある。受診者さんをできるだけ早い段階で自分の味方につける。それこそが信頼関係への一歩であると考えている。

　私たちの第一印象は、受診者さんを撮影室へ呼び入れる際の声かけから始まっている。まずはそこを意識してほしいが、私自身が人一倍取り組んでいることがある。『啓発も接遇の一つである』との持論を持っており、乳がん検診受診の啓発活動に力を入れている。施設内にいれば、まだ医療職の私から話を聞いてくれる方も多い。しかし、一歩外に出て街頭に立ってしまうと、乳がんのことなど他人事と考え、チラシ1枚も受け取ってくれない方が多い。一人でも多くの方に関心を持ってもらい、乳がんで悲しむ方が減ればと考え、施設内のみならず、地域でも啓発活動を続けている。『受診しやすい環境作り』それは撮影室内の状況だけではない。施設として、地域として、そこをバックアップできるような環境作りこそが啓発であり、接遇であると考えている。

　話が逸れたが、ポジショニングのポイントにつなぐアプローチ。乳がんを見落とさない画像を提供しなければならない。その1枚で乳房全体が写るようなポジショニングを行う。

　受診者さんには撮影装置に対してまっすぐ立ってもらう。そして、『そこにはもう乳腺がない領域』から乳房を寄せてくる。MLOであれば背中の方から、CCであればお腹の方から、手の小指外側のラインを使って軟部組織全体を寄せてくる。母指も反対側の乳腺後隙を感じて支持する。寄せてきた小指外側を乳房支持台の胸壁端に一致させるように、MLOでは足を動かしてもらって体軸を移動、CCでは支持台の高さを変える。小指と母指でU字を作り、U字の底部でMLOでは乳房下角（Inframammary_fold）を（図5）、CCでは内側を確認する。これらのアプローチをする際、この指の感覚をいかに研ぎ澄ますのか。そこに上達のコツの1つがあるとも考える。画像を見て、欠けてしまった部分があるのならば、それがどこなのかも考えられる目も養ってほしい。ポジショニングの改善につなげることができる。

　小指外側のラインが乳房支持台のエッジに一致したら、手を返して乳房を手のひらから支持台に移し替える。このとき、母指は乳腺後隙を支持しておく（CCではこの後に外側を寄せてくる、という重要なコツがある）。圧迫板を下ろす前に、手のひらと指を上手に使って、乳腺を押し広げる（パン生地を押し伸ばすように）。この『乳腺を押し広げる』ことを怠ると、『乳腺組織内部の構造が分かる画像』を得ることはできない。あとは圧迫板の胸壁端が母指のラインに一致するように身体の向きを調整しながら圧迫板を下ろして、少しずつ手と圧迫板を置き換えていく。

　文章でポジショニングを表現することは大変難しい。静岡県の近隣に住んでいる方であれば静岡県放射線技師会主催の乳腺画像部会研修会へ参加していただき、私を捕まえて聞いていただきたい。私がおすすめする研究会や学会でも見かけた際にはお声をかけていただきたい。

　最後に。『啓発は良い接遇の近道』になる。『接遇は良いポジショニングの近道』になる。良いポジショニングのために、私自身が日々、自問自答していることは、その画像の限界を勝手に決めつけてはいないか、受診者さんのせいにしてはいないか、自分の撮影した画像の検討をしているか、上手なポジショニングをする人に意見を聞くことができているか。これらの自己研鑽を怠らないようにすること。これらが私のマンモグラフィポジショニングのMy Recipeである。

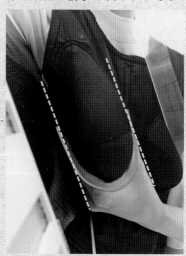

図5　MLO撮影時のポジショニング

特集2　実践編

私はこうしてマンモグラフィを撮影している

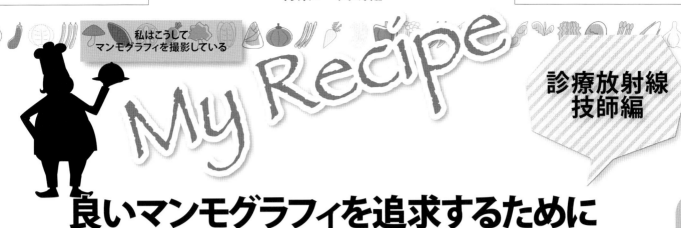

My Recipe

診療放射線技師編

良いマンモグラフィを追求するために

京都第二赤十字病院
梶迫絵美氏

マンモ歴：就職してすぐにマンモグラフィ検査に従事することとなり、マンモ歴は技師歴と同じく13年である。
動機：マンモグラフィは技術差が顕著に出るためもっと上手くなりたいという一心で今までやってきた。また、検査を受ける方の多くは女性なので同じ女性として患者の立場に立った検査を考えながら常にやってきたように思う。
認定取得年、更新回数：認定を取得したのは検査に携わり1年が経った2006年で、その後2011年、2016年と二度更新している。
使用装置、使用歴：富士フイルムメディカル株式会社製のAMULETを2011年から7年間使用している。
おすすめの装置はコレ！：現在使用しているAMULETは操作性もよくおすすめである。当院はモニタ診断であるが、他院紹介ではフィルムで出力することもあり、フィルムでの画像処理ではFUJIの右に出るものはいないと考えている。
1日の検査数：乳腺外来の日は午前中だけで20件程度撮影するが、人間ドックの件数など日によってばらつきがあり、平均すると1日12〜13件程度である。

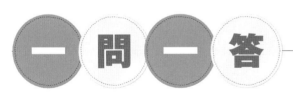

梶迫氏の **A認定取得、維持のコツ**

日頃から精度管理に対して興味を持つことではないかと思う。せめて自分の使用している装置については理解し、自分がどういう画像を提供しているかを知るべきだと思う。メーカ任せにするのではなく、モニタや撮影装置について普段から積極的に知ろうとする必要があると思う。また、撮影が終わればそれで終了ではなく、医師のレポートと照らし合わせながら普段から読影力を磨いておくことが認定維持のコツではないかと考える。

一問一答

Q 撮影時に最も心がけていること

A マンモグラフィを撮影する上で重要なことは次の2点だと考えている。まず、乳房全体をできる限り広く描出するということである。病変があるにも関わらずそれを描出することができなければそれは自分の責任であるという意識を常に持っている。
　そしてもう1つは、乳腺をできる限り拡げるということである。乳腺と腫瘤のX線吸収差は少ないため、いかに重なりを無くすかということが重要である。
　撮影時には広く、拡げてということを常に心がけている。

Q 撮影環境で工夫している点

A マンモグラフィ専用の待合室を設け、モニタで検査説明を表示させて検査に対する理解を深めることで不安を軽減させられるよう工夫している。撮

マンモグラフィ撮影レシピ

マンモグラフィ撮影レシピ

影室には間接照明を取り入れ、壁紙は温かみのある色味にし、床もフローリング調にしている。音楽を流し、リラックスして緊張を取り除ける雰囲気作りを心がけている。また常に整理整頓をし、受診者ごとに清掃を行うことで清潔感を保つことも重要であると考えている。

Q 忘れられない症例は？

A 乳癌の約1％は男性である。当院でも年に数例は男性を撮影するが、撮影後に「少しは女性の気持ちを理解できたような気がします。色々とお気遣い頂きありがとうございました。」と丁寧にお礼を言われたことが印象的だった。男性にとって女性の領域に入ってくること自体がストレスに感じるため、あえて女性ばかりの乳腺専用の待合を使用せず、女性の目にさらされることのない様に配慮している。患者に合わせた対応が重要であると実感させられた一例であった。

Q マンモグラフィの撮影にはまった瞬間は？

A 勉強会で、「どんな名医でも画像に写っていないものを診断することはできない。患者を救えるかどうかは君たちの腕にかかっています。」と医師に言われたことである。それまでももちろん上手に撮影できるようになりたいという意識はあったのだが、改めて自分の画像に対して考えさせられるきっかけとなった。1枚の画像に対して責任を持ち、技術者としてのスキルを磨いてその人にとっての最高の1枚をいつも提供できるようになりたいと思った瞬間であった。

Q 今、おすすめの文献や本

A ・小山智美：手にとるようにわかるマンモグラフィ撮影, ベクトルコア, 2015
この本では画像を見てどこをどう改善すれば良いかということが様々な例を用いて書かれている。この画像ではここが欠けている、こういう場合はこう改善すればいいのだということがわかりやすく示されており、非常に勉強になった。どう改善すべきかを理解することは技術を向上させる上で重要なことである。ポジショニング技術に不安のある方には是非読んで頂きたい本である。

Q これからさらに知識を深めたい分野

A まだまだ様々な分野で学ばなければいけないことが多くあるが、特に病理の分野はもっと知識を深めていきたいと考えている。病理と画像の対比は画像診断の基本として極めて重要である。対比を行うことで、より診断能力の向上につながると考えている。特に術後の組織を見ながら画像所見の謎解きをすることで読影力をもっと向上させていきたいと考えている。

Q 若い診療放射線技師に伝えたいこと

A マンモグラフィではポジショニングの技術差が画像に大きく影響してくる。患者は診療放射線技師が1年目であろうがベテランであろうが同じように検査が受けられると思っている。技術が未熟な診療放射線技師に当たってしまったばかりに病変を描出することができず、見逃してしまったなどということが起こらぬようポジショニング技術の向上に努めてもらいたい。患者の運命があなたの技術で左右されるかもしれないのだ。1枚の画像に責任を持って頂きたいと思う。

Q ミスにつながりそうになった、危なかった事例

A 私が新人の頃、撮影した画像を見て大胸筋も、乳腺後隙も描出されており乳腺も欠けていないので十分だと思ったのだが、過去画像を見てみると乳腺後方の脂肪織がより多く描出されており、ポップコーン状の線維腺腫の石灰化が描出されていた。過去画像があったため再撮影を行ったが、これが初回であればそのままにしていたであろう。その時は良性疾患だったので良かったのかもしれないが、乳癌であったらと思うと技術の未熟さだけでは片づけられないと思う。

Q おすすめ学会、研究会

A おすすめ研究会は私も世話人を務める関西乳房画像研究会と京都マンモグラフィ研究会である。関西乳房画像研究会は大阪を始め、奈良や兵庫、京都、和歌山など関西の世話人が集結し開催している研究会で、Topicsとなるような最新情報をお届けできるよう努力している。京都マンモグラフィ研究会では常に基本を振り返ることを忘れず、新しい情報も配信できるよう勉強会を開催している。ポジショニング講習会も開催しているので興味のある方はご参加頂ければと思う。

本当は教えたくないマンモグラフィ撮影の極意

ポジショニングをする上でのPointというのは大きく2つあると考える。まず、一つ目はできるだけ広い範囲を描出すること。そしてもう一つはできるだけ乳腺を拡げて撮影することである。広い範囲を描出することを意識している方は多いが、乳腺を拡げるという行為が出来ていない画像を意外にも多く見かける。乳腺と腫瘤のX線の吸収差は非常に小さい。つまり乳腺密度の高い乳房において、乳腺組織中の乳癌腫瘤を描出するということは難しいといえる。マンモグラフィでは高濃度乳房（デンスブレスト）における腫瘤の検出能が悪いと言われているのはこのためである。

そこで、乳腺と腫瘤を分離するためにできるだけ乳腺を拡げるということが重要となってくる。乳腺を拡げるという話をすると圧迫板で圧迫することを想像する方がいるが、圧迫は厚みを減らすための行為であり、乳腺を拡げるということとは別の行為である。乳腺は乳頭から胸壁に向かって扇状に拡がっている。しかし、圧迫を行う時の手の動きは胸壁側の方が乳頭側に比べて厚みが厚いため、胸壁側から乳頭側へと手を抜いていく。つまりは圧迫時の手の動きというのは乳腺の拡がりとは逆の方向であるということになる（図1）。圧迫を行う時に乳腺を拡げようと思っても拡がりとは逆方向の動きをしているために拡げることは出来ない。圧迫という行為が乳腺を拡げていると思っている方はその考えを改めてもらいたい。まず乳腺をしっかり拡げてからはじめて圧迫を行うということが重要である。圧迫を行う前に拡げていなければ乳腺が固まったままただ押さえられているということになる。圧迫板を下ろす前に、手全体を使ってググッと押し広げるというイメージで乳房全体を押し広げれば固まっている乳腺が拡がっていくことを実感してもらえるだろう（図2）。

ではよく見かける画像を例に乳腺が拡がらない原因について考えていきたい。まず、乳腺が乳頭下に固まっている画像がある。乳腺を拡げるということを意識せずに、圧迫板を下ろしていくと、前に前にという手の動きによって乳頭下に乳腺を押し固めてしまうのである。また、乳腺が上方に固まっている画像もよく見かけるが、乳腺を拡げるということを意識せずに、乳房が下垂しないように上へ上へと手を動かしたことにより乳腺が上方に固められてしまう。さらには、乳腺を拡げることを意識して拡げたが、手全体を使用せず、親指の付け根や、手の平のみを使って拡げた場合も上部の乳腺は拡がってこない。指先まで使って乳腺を拡げることによって初めて上部の乳腺まで拡がってくる。力の入りやすい親指の付け根の部分で拡げている方が多いが、指先まで使って意識して拡げなければ上部の乳腺は拡がらないので手全体を使って乳房全体を拡げるということがPointである。拡げることで乳腺の重なりを減らし、腫瘤の描出能を上げることができると考えられる。マンモグラフィの欠点を少しでも補えるようにできるだけ乳腺を拡げるということは非常に重要である。

また、乳腺全体をしっかり拡げられていないことで、FAD（局所的非対称性陰影）や構築の乱れを自ら作り上げ不要な精検を増やしてしまっている可能性もある。FADで要精査となった症例で、翌年フォローで撮影すると乳腺がしっかり拡げられ、正常乳腺であったことがわかったという経験をしたことがある。しかし、FADや構築の乱れで発見される症例も多くある。乳腺をしっかり拡げられていないことで、そういう病変が埋もれてしまい、自ら隠してしまう可能性もあるということである。

ポジショニングの違いで、有るものが無いという画像を作り出してしまう。さらには、無いものも有るという画像を作り出してしまうこともある。つまり、我々診療放射線技師にも患者の運命を左右してしまう可能性があるのだ。そしてそれだけの責任を感じる必要がある。そういう気持ちを持って日々の業務に取り組んでいくことで、より良いマンモグラフィを追求していけるであろうと思う。

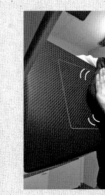

図1　図2

特集2　実践編

私はこうしてマンモグラフィ画像を撮影している

My Recipe

診療放射線技師編

誰のためのマンモグラフィ撮影か？ 全ては受診者・患者さんのために

マンモグラフィ撮影レシピ

三河乳がんクリニック
渡辺恵美氏

マンモ歴：15年。大学病院にて週に何度か担当する程度で7年間、現クリニックにてマンモグラフィ（以下MMG）中心に6年間、超音波（以下US）兼務の2年間、MMG撮影に従事。
動機：大学病院のローテーション勤務のため、偶然に1人の乳がん患者の診断（MMG,CT,MRI）から治療（術後放射線）までを担当する機会を得た。この経験から系統的に診断から治療に至る一連の乳がん診療に診療放射線技師として携わることの遣り甲斐と面白さに魅かれ、深く学び向上したいとの強い意欲が生じた。
認定取得年：平成16年（検診MMG撮影放射線技師）取得、2回更新。
おすすめの装置はコレ！：愛機の特徴、性能をよく理解し、とことん使い込み、さらに経過や病理などのフィードバックに努めれば、装置は違えど同じ成果に至るものと考える。著者の愛機はGEHC社Senographe DS LaVerite（近日同Pristinaに交代）と同Essentialである。
1日の検査数：1日50〜70件を技師1〜2人で撮影。3名の診療放射線技師がUS業務と交替で担当（月800〜1,100件実施）。

渡辺氏の 認定取得、維持のコツ

日常診療と精度管理を共にしっかり行うこと。院内外で常に学び続けること。学会発表や講習会講師など適宜アウトプットを行うこと。自ら発信することで自身の理解度と成長をセルフチェックする。

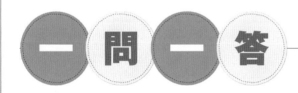

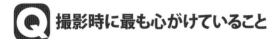
Q 撮影時に最も心がけていること

A 受診者の乳腺を最大限描出する！という強い思いを撮影毎に込めること。次回受診につながる検査になるように、撮影室への入室から退室まで、笑顔で接すること。

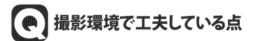
Q 撮影環境で工夫している点

A 聴覚障害者や外国人患者などの意思疎通困難例にもコミュニケーションボードを用意するなどの個別対応によって、診療を支援すること。丁寧な問診から乳房圧迫による意識喪失などのリスクを事前予測し、介助者の配置などの対応をすることで、トラブル発生を未然に回避すること。

Q 忘れられない症例は?

A 「痛みへの不安でMMG検診が毎年怖かったけど、こんなに痛みの少なかったのは今日が初めてで、嬉しかった」と感謝を言葉にされた1人の受診者。

Q マンモグラフィの読影にはまった瞬間は?

A 胸郭変形などポジショニングの困難例で乳腺を広く描出できた時。微細石灰化の描出などで診療に寄与できた時。自ら撮影したMMGの診断がUSや病理所見と完全に一致した時。

Q 今、おすすめの文献や本

A
・放射線医療技術学叢書(14-4)乳房撮影精度管理マニュアル, 日本放射線技術学会, 2012
・日本医学放射線学会 日本放射線技術学会：マンモグラフィガイドライン 第3版増補版, 医学書院, 2014
・大内憲明：マンモグラフィによる乳がん検診の手引き-精度管理マニュアル-第6版, 日本医事新報社, 2016
　　基本の3冊。
・小山智美：マンモグラフィ撮影〜見てすぐわかるポジショニング〜(手にとるようにわかる), ベクトルコア, 2015
　　ポジショニングで困った時に。
・NPO法人 日本乳がん検診精度管理中央機構：デジタルマンモグラフィ品質管理マニュアル 第2版, 医学書院, 2017
　　デジタルマンモグラフィのことに関して。
・マンモグラフィのあすなろ教室(画像診断別冊), 秀潤社, 2007
　　読影の入門に。

Q これからさらに知識を深めたい分野

A ①MMG、USとの整合性確認のための病理の学識。②マルチモダリティによる多角的視点からの総合診断の修得。③乳房画像診断領域における人工知能の可能性と限界。

Q 若い技師に伝えたいこと

A はじめはルーチーンのMMG撮影だけで精一杯かもしれないが、その先にはワクワクする世界が待ち受けている。乳房画像診断は遣り甲斐ある非常に奥深い分野であり、皆で一緒に学び、共に成長する大きな喜びを知ってほしい。

Q ミスにつながりそうになった、危なかった事例など

A 少数であるが、MMG撮影時に予兆なく意識喪失をきたす例に遭遇する。入念な問診からのリスク回避が肝要である[1]。

Q 撮影力等、今のレベルに達するために苦労したこと

A ①MMG撮影に携わらないブランクが長くなると、ポジショニング技術の鈍ることを痛感し、業務を継続する重要性を認識した。そのために学会・研究会の参加などブランクを補うように努めた。②自らの撮影写真と他者の写真の比較から学ぶことは多い。同一例の写真を経時的に比較して、自分の撮影の癖や描出の苦手な領域を客観視し改善をはかるなど、ポジショニング技術の向上に積極的に取組んだ。

Q 患者さんと接する際に大切なこと

A 医療者は心身ともにセルフコントロールが重要である。MMG業務においては、撮影者が笑顔でリラックスして受診者と接することを心掛ける。受診者の表情や雰囲気の機微を読取り、笑みや声掛けで不安や緊張をほぐして、受診者の受容性を拡げられる(＝閾値を上げられる)と、MMGの圧迫痛の軽減する例は多い。

Q 尊敬する人、師としている人

A 著者の関わった全ての方、指導を受けた全ての方。日々、患者さんのための医療の実践を目指し、診療を続ける当院院長水谷医師。本稿も

関わった全ての方から著者が学習したことの集約であり、ご厚情に深謝申上げたい。

〈文献〉
1) M. Watanabe et al: Predictive factors of discomfort and faintness during mammography. European Congress of Radiology 2015, 2015

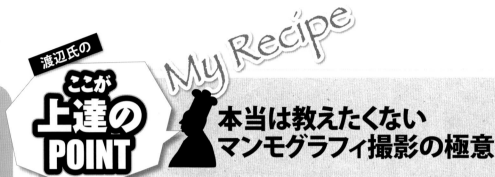

本当は教えたくないマンモグラフィ撮影の極意

MMG撮影の成否を左右する重要因子は非常に多岐にわたるが、紙面の制限から、コミュニケーションとポジショニングに絞って述べる。

コミュニケーションは全ての診療のはじめの一歩

MMG撮影には受診者の協力が不可欠なため、撮影者と受診者とのコミュニケーションは非常に重要である。1人ずつの受診者の表情や雰囲気をよく観察すると過緊張は容易に伝わるので、会話しながら緊張をほぐすのがツボである。とはいえ撮影に不慣れなビギナー診療放射線技師は、コミュニケーションの重要性が解っていても、自らの緊張に呑まれがちで、さらにその緊張が受診者にも判ってしまうものだ。そこで著者自身が初心者の頃から実践しているコツを伝授したい。それはポジショニング時に、診療放射線技師が次に行う手順と、受診者に望む動作についての詳細を受診者に随時解説しながら進めることで、受診者の良好な理解と協力を得るという手法である。具体的に、受診者が部屋に入室したら、まずMMG検査の概要を簡単に説明する。また受診者の様子観察は終始継続し、痛みや寒さなどのストレスが許容範囲かも必ず尋ねる。さらに実際にポジショニングを行いつつ、手順を進める毎に声に出して注釈を加える。その内容は、力んでいれば力を抜く方が痛みも軽いこと、またC'領域の乳がんが多いので頑張ってMLO撮影で腋をしっかりはさむこと、圧迫で乳房の厚みを1cm薄くできれば被ばく線量は半分に…といった具体的な様々をひたむきに語り掛けるのである。経験者には釈迦に説法だが、著者自身は現在も毎日実践しており、これからMMG業務をはじめる方、現状でうまくいかない方にぜひ試していただきたい。MMGの初めての受診者は何をされるのか分からず、不安が強いために、小さなストレスでも耐え難く感じてしまうもの。十分な説明により不安を和らげれば、無理なく許容できるはず。自分で説明しながらポジショニングの手順を進めると、自らの手技の客観視する効果も得られる。自分1人でも光景を思い浮かべながら、声掛けと手技のシミュレーションを繰返して欲しい。

コミュニケーションの障害が想定される場合でも、事前情報の収集と対策の準備によって、どの受診者にも快適に検査を受けてもらえるように努めている。すなわち外国人の場合は母国語を確認し、通訳者の同席を依頼する。日本語が理解できる場合は、理解度に応じて「やさしい日本語」[1〜3]を使用する。聴覚障害者の場合、手話、読唇術、筆談などの可能なツールを確認して準備する。

ポジショニングの基本に立ち返る

①可動性組織を固定組織にしっかり移動させる(図1)、②適切な乳房支持台の角度(MLO)・高さで、③受診者が正しい姿勢でポジショニングする(図2)、④乳腺をしっかりと伸展させる(図3)。この基本を個毎の検査において意識すること。うまく行かない時はこの基本に立ち返ると解決することが多い。

例えば、ポジショニングの難しい乳房の検査で考える。

小乳房の撮影の苦労は誰でも経験があるだろう。まず手全体を使わず指を使ってポジショニングを行うこと。落ち着いて基本ができているかを見直す作業が大切である。受診者が装置に対してまっすぐに立っているか、前かがみや反った姿勢になっていないか。MLOの場合支持台の角度、高さはどうか。基本的なことを整備すると、それだけで写真が違ってくる。

乳腺組織の固い乳房の撮影では、圧迫すると乳房が圧迫板から抜けてしまうことがある。特にCC方向での撮影で多いのではなかろうか。この場合、乳腺の後隙をしっかりと掴み、同部までを必ず写真に入れると意識して、親指とその付け根でしっかり押さえる。支持台の高さや姿勢が適正でなければ、しっかり押さえても抜けてしまう。基本に立ち返ることがここでも大切になる。

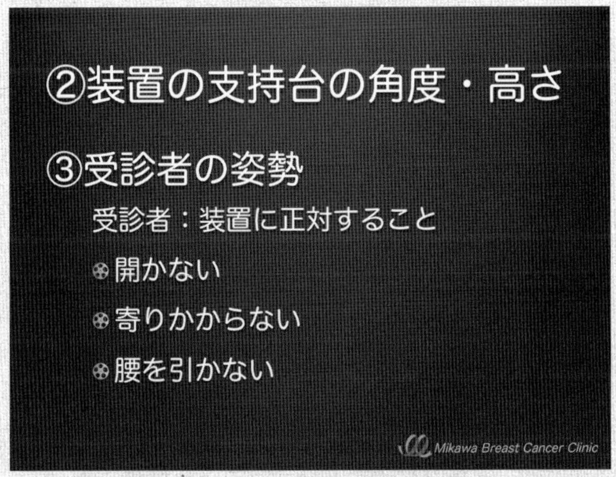

以上、2点について述べた。諸氏のマンモグラフィ業務の参考となれば幸いである。

〈文献〉
1) 弘前大学人文学部社会言語学研究室
 http://human.cc.hirosaki-u.ac.jp/kokugo/
 簡易な表現を用いる、文の構造を簡単にする、漢字にふりがなを振るなどして、日本語に不慣れな外国人にもわかりやすくした日本語を紹介している。阪神・淡路大震災を機に上記研究室にて開発された。
2) NHK「NEWS WEB EASY」
 http://www3.nhk.or.jp/news/easy/index.html
 NHKが、小中学生や在住外国人にとってわかりやすい言葉でニュースを伝えることを目的に2012年4月より実験的に公開しているもの。
3) 庵 功雄: やさしい日本語—多文化共生社会へ, 岩波書店, 2016

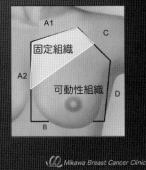

図1

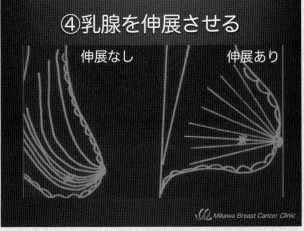

図2

図3

特集2　実践編

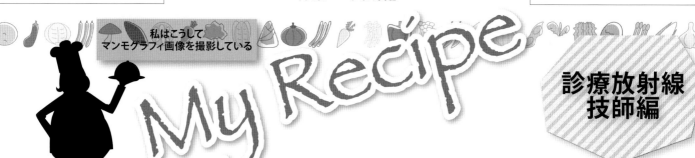

私はこうしてマンモグラフィ画像を撮影している

My Recipe

診療放射線技師編

継続してマンモグラフィ検査をうけていただくために

マンモグラフィ撮影レシピ

日立総合病院放射線技術科
超音波乳腺係
渡邊　希氏

マンモ歴：現職に異動となり、本格的にマンモグラフィに携わって5年になる。女性技師10名で協力し合いながら業務に当たっている。
動機：健診業務に携わる中で「早期発見・早期治療」の重要性を感じ、なかでも罹患率の増え始める年齢が若い乳がんの早期発見の一助となりえる点に魅力を感じた。
認定取得年、更新回数：2009年に初回取得。2014年に1度更新した。その間にモニタ診断に関わるガイドラインが急速に整備され、現在使用している装置の点検項目の理解が更新に役立った。
使用装置、使用歴：Hologic社製 Selenia Dimensionsを2013年から使用している。

おすすめの装置はコレ！：現在使用しているSelenia Dimensionsは操作性がよく、効率的な撮影が可能である。またトモシンセシス撮影を組み合わせた撮影においても圧迫時間が短いため、患者さんへの負担は少なく、読影側への豊富な情報提供を可能としている。
1日の検査数：マンモグラフィ検診は週2日実施しており1日最大25件、午後を中心に行っている。外来は毎日5〜15件撮影を行っている。

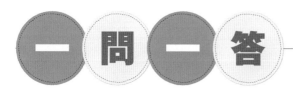

渡邊氏の A認定取得、維持のコツ

精度管理項目の理解が重要となるので、日常点検だけでなく定期点検についてもどのような意味をもって実施しているのか興味をもって取り組むことが大切である。読影は症例を数多く経験する必要があるため技師同士で相互読影を行い、医師や他の技師との読影が異なった点はどこなのか理解すること、また最終診断の追跡が重要である。

一問一答

Q 読影時、撮影時に最も心がけていること

A 検査を受ける方は、多かれ少なかれ様々な不安を抱えており、検査への不安が緊張へと繋がる。過度な緊張はポジショニングに影響を及ぼすため、少しでもリラックスしていただけるように検査内容の説明や検査中の指示・声掛けの際には声のトーンや表情に気をつけている。

Q 撮影環境で工夫している点

A 検査前に撮影に関するパンフレットをお渡しして、待ち時間に読んでいただき検査への理解とご協力が得られるようにしている。撮影室内は整理整頓を心がけ、装置の清拭は清潔をアピールするため検査を受ける方の前で行っている。

Q 忘れられない症例は？

A 圧迫できないほどしこりが大きくなった方を撮影すると、「もっと早く受診してもらえたら…」と乳がん検診受診率の低さを実感する。また超音波・マンモグラフィ併用乳がん検診を受けていただいた方で、マンモグラフィのみで微細石灰化病変が指摘できたときには充実感を感じる。

Q マンモグラフィの撮影にはまった瞬間は？

A 元々、女性であることを活かせる分野であると思っていたため、マンモグラフィから離れている期間に認定を取得した。友人・知人が乳がんを患ったと聞き「他人事ではない」と撮影に一層力を入れるようになった。

Q 若い技師に伝えたいこと

A 「評価基準を満たす画像を撮りたい!!」と意識するほど、敏感になっている検査を受ける方の緊張に繋がりポジショニングに影響すると思う。「乳腺を最大限描出する」というマンモグラフィの目的を達成した結果が画像であることを忘れずに検査に臨んでほしい。

Q ミスにつながりそうになった、危なかった事例等

A 乳がん術後経過観察中のマンモグラフィ撮影の依頼で、撮影前に問診をした際にペースメーカー装着が発覚したことがあった。何度も撮影している方であっても、撮影前の確認は重要だと感じた事例だった。

Q 撮影力等、今のレベルに達するために苦労したこと

A 認定取得当初はマンモグラフィに携わる機会が少なく、なかなか思うような画像が得られずもどかしく思った。認定更新や施設認定に取り組み、試行錯誤しながら撮影を繰り返すことで現在のレベルに到達した。

マンモグラフィ撮影レシピ

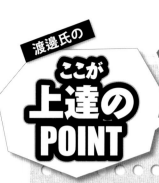

本当は教えたくないマンモグラフィ撮影の極意

マンモグラフィ撮影レシピ

　乳がんは日本人女性の罹患率第1位であり、生涯に乳がんになる女性の割合は、11人に1人と言われている。近年、有名人が次々と乳がんを公表し、また高濃度乳房の話題もあってマンモグラフィへの関心が高まっている。実際、当院でもマンモグラフィ検診を初めて、または数年ぶりに受診する方が増えている。

　マンモグラフィは、診断能の高い画像を得るためにポジショニングが重要となるが、湾曲した胸郭から乳房を引き出し平面へ映しこむため受診者の協力が不可欠である。しかし受診者が不安を抱えたまま検査を受けると、緊張で適切なポジショニングが困難となる。検査への理解と協力を得るために、検査前の説明を含む接遇は重要であり、当院では検査内容についてのパンフレットを作成し、待ち時間を利用し読んでいただき技師による検査説明とあわせ、より理解が得られるよう努力している。また、検査室内では「はっきりとした声・表情で」「わかりやすく簡潔に」「思いやりをもって」接するようにしている。特に体に触れている間は、動作ひとつひとつを言葉で伝え、不快に思われる距離感にないか受診者の反応を確認し、リラックスした状態を保てるように心がけている。

　ポジショニングにおいて乳房の解剖や生理、体型・体格による差を理解することは大切で、特に乳腺組織の分布と可動性組織・固定組織の分布の理解、ブラインドエリアの理解は重要である。乳腺組織の多い領域＝乳がん発生頻度の高い領域であるため、MLO撮影では乳腺組織の一番多いC領域を十分引き出し固定組織側へ移動し、ブラインドエリアを考慮したポジショニングを行うことで、乳腺組織全体を1枚の画像として表示することが可能となる。しかし、体型・体格によってはマンモグラフィの合格基準を満たすことのできない症例も存在する。乳腺組織をできるだけ多く描出するためにポジショニングの工夫をし、必要があれば追加撮影を選択することも大切である。

　乳房の圧迫は受診者が最も不安と苦痛を感じる部分であるため、被曝線量の減少やコントラスト向上など多くの効果があるが、「適正な乳房圧迫で撮影する」ことが最も重要である。圧迫の第一目的は乳房の厚みを均一にすることであり、圧を加える前＝ポジショニングの際に乳房全体の厚みを均一にしないと局所的に圧力がかかり痛みが発生してしまう。最適な圧迫については、「乳房がぴんと張られている状態」が適正の目安とされているが、痛みの感じ方は個人差が大きいため、受診者の反応次第では「受診者が耐えうる圧迫」とする柔軟な対応が求められる。必要以上の圧迫を避けるため受診者の反応、乳房の状態、圧迫圧・乳房厚両方の表示をきちんと把握して圧迫することが大切である。圧迫は、手で乳房を十分引き出し伸展させ厚みを均一にした後、手と圧迫板を入れ替えるようにし行うが、受診者の緊張が高まると首や背中を丸めてしまい背面に逃げてしまうと、乳腺後方や下部が欠けてしまうため、受診者の背中に腕を当て体位を調整し、顔は正面を向いてもらえるように声掛けをしている。

　安心・安全で診断能の高い検査を実施し、継続してマンモグラフィ検査を受けていただくためにも、接遇を含めたポジショニングは重要である。ポジショニングは撮影の意義を理解し、試行錯誤して得た経験、研修会への参加など日々の努力の積み重ねにより成り立つものである。

特集2　実践編

私はこうして乳腺超音波検査で走査している

My Recipe 医師編

超音波検査は奥深い

公立学校共済組合四国中央病院
健康管理科
濱田信一氏

乳腺超音波検査歴：乳腺の超音波歴は長くなく、7年くらいである。もともとは産婦人科医だったので、主に胎児の超音波検査を行っていた。現在は検診業務に従事しており、乳腺・甲状腺・頸動脈・腹部などの超音波検査に携わっている。
動機：超音波検査は非侵襲的でベッドサイドにおいてすぐに施行できるという利点を持っている。かつ非常に奥が深い検査であり、若い頃より興味を持っていた。
認定取得年、更新回数：乳腺に関するものでは、精中機構のマンモグラフィ読影AS評価（2013年）と超音波読影A評価（2014年）、日本産婦人科乳腺医学会乳房疾患認定医（2017年）を取得している。
使用装置、使用歴：日立製作所のHI VISION Avius（2014年購入）と、同じく日立製作所のARIETTA 850（2017年購入）。
おすすめの装置はコレ！：特にこだわりはなく、装置購入に際して数社のデモ機を使用し、感覚的に一番しっくり行ったのが上記の機種である。
1日の検査数：検診の診察を行わないといけないので、超音波検査の多くは臨床検査技師にお願いしている。自分が実際に検査するのは乳腺だけに関して言えば、1日数例から10例である。

濱田氏の A認定取得、維持のコツ

自分の診断した症例のその後の経過を調査して、フィードバックすることが大切である。また定期的な院内カンファレンス開催や研究会、学会の参加などが勉強になる。

一問一答

Q 読影時、走査時に最も心がけていること

A とにかく病変を見落とさないように注意している。そのためには、
①全乳房を残らずスキャンする。
②乳頭直下や乳腺辺縁など見落としやすいところに注意する。
③動いている画像から病変を見つけ出せるように意識を集中する。
④マンモグラフィとの同時併用を基本とし、先ずマンモグラフィを読影してから超音波検査を行う。
以上の4点を心がけている。

Q 撮影環境で工夫している点

A 個人的には明るめの（白っぽい）画質が好みである。暗い画像は、『暗がりでなにか黒っぽいものを探している』みたいで不安を感じる。画

乳腺超音波走査レシピ

質は明るめに調整している。

Q 忘れられない症例は？

A 多くの乳癌や卵巣癌の家族歴を持つ人の超音波検査で、軽微な所見が存在していた。通常なら要精査にするかどうか迷うところであったが、念のために生検したら浸潤癌だった。このような症例を最近2例経験し、家族歴聴取の重要性を痛感している。

Q 乳腺超音波検査にはまった瞬間は？

A 乳腺超音波に限ったことではないが、患者さんから感謝されたとき。

Q 今、おすすめの文献や本

A ・佐久間　浩：乳房アトラス 三訂版, ベクトル・コア, 2015
　非常にきれいな、わかりやすい画像を満載しており、解説文も診断の要所を押さえている。初心者はもちろん、ベテランが読んでも得るものが多い本だと思う。静止画の勉強にお勧めの書。
・東野英利子：乳がん検診従事者のための乳房超音波検査トレーニング, 金原出版, 2014
　最近、動画を見ることのできる教材が増えてきた。それぞれに特徴はあるが、最もバランスが取れているのがこの本だと思う。まず症例が厳選されており、検診で見落としてはいけない病変が数多く載っている。動画のスピードもちょうどよい。解説もわかりやすく、動画の勉強にお勧めの書。

Q これからさらに知識を深めたい分野

A 超音波工学（基礎）が苦手なので、今後この方面の知識を深めたい。

Q 若い技師に伝えたいこと

A 自分の専門分野だけでなく、疫学、他の診断的モダリティの知識、治療（手術、薬物、放射線）、緩和ケアなど他の領域の知識も蓄えてほしい。10のことを知るためにはその周辺も含めて11以上のことを勉強しなければならないと思う。

濱田氏の ここが上達のPOINT　My Recipe
本当は教えたくない走査の極意

プローブ走査は縦方向と横方向の2方向で行っているが、縦と横では見方を少し変えるようにしている。例えば縦方向の時はdistortionや乳腺の途絶など主に『乳腺の構造異常』に注意し、横方向の時は腫瘤や低エコー域の有無など『異質なものの存在』に注意するようにしている。

人間の脳は一度にたくさんのことを認識できないと言われており、同時に多種類のものを発見するのは難しい。せっかく2回走査するのだから少し視点を変えて見た方がいいと思う。

特集2 実践編

私はこうして乳腺超音波検査で走査している

My Recipe

臨床検査技師編

目指せ! 乳腺超音波の達人

社会医療法人敬愛会 中頭病院臨床検査部
玉城真奈美氏

超音波歴：超音波検査に携わって11年、はじめは腹部超音波から行い、乳腺超音波歴は10年になる。
動機：入職して生理検査に配属され、興味を持つ前に超音波検査に携わる環境に置かれた。産休に入る先輩の補充として乳腺超音波に携わることになった。

認定取得年、更新回数：JABTSの講習会は2009年に受講しB判定取得、日本超音波医学会認定超音波検査士の体表領域を2011年に取得、消化器領域を2012年に取得し1回更新している。
使用装置、使用歴：乳腺超音波に携わり始めた頃はキヤノンメディカルシステムズ社製のアニュラアレイ型探触子を使用していたが、現在はSIEMENS ACUSON S2000（2010年購入）、PHILIPS Affiniti 70G（2016年購入）を使用している。健診部門ではキヤノンメディカルシステムズ社製Aplio400を使用している。
おすすめの装置はコレ!：おすすめは現在主に使用しているSIEMENS ACUSON S2000。嚢胞性部分の抜けがよく、腫瘤と周囲組織のコントラストがはっきりしていて経験年数の浅い技師にもおすすめである。
1日の検査数：乳腺・腹部・心臓領域の検査を毎日ローテーションで行っており、日によって異なるが乳腺担当の日だと10～15件行っている。

玉城氏の 認定取得、維持のコツ

自分が検査した症例を良悪性問わず、超音波所見とマンモグラフィ・病理所見との対比やその後の治療過程の確認まで、一つ一つしっかり追跡することの積み重ねが認定取得に加え乳腺超音波検査上達のコツだと思う。

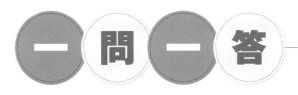

一問一答

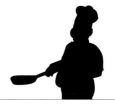

Q 読影時、撮影時に最も心がけていること

A 誰が見てもわかるような腫瘤の特徴を捉えた写真を残すことを心がけている。一部にしか描出されない前方境界線の断裂部分や腫瘤周囲のわずかな囊胞性部分など、鑑別推定に必要な所見をしっかり捉えた写真を残すようにしている。

Q 工夫している点

A 腫瘤の特徴を捉えた静止画を撮影することはもちろんだが、乳管内進展や腫瘤の広がりなど静止画でわかりにくい所見を診療側に伝えたい時は動画を撮影している。
また、経過観察中の病変で、腫瘤ではなく周囲間質をみている時は動画を撮影して診療側や次に検査する技師に伝わるようにしている。必要以上に病変として拾い上げないようにすることで患者さんの負担を減らせることができればと思っている。

マンモグラフィ撮影レシピ

特集2　実践編

マンモグラフィ撮影レシピ

Q 忘れられない症例は？

A 両側C領域に低エコー域を認めた。どちらも後方エコー減衰し、エラストで硬めの印象だが血流は認めず、腫瘤ははっきりしなかった。前方境界線の断裂・局所的乳腺肥厚・腋窩リンパ節腫大といった悪性所見も認めず。
両側性であり糖尿病でもあって糖尿病性乳腺症を疑ったが、癌を完全に否定することもできなかった。病理の結果、右の病変は乳腺線維症、左の病変は浸潤癌であった。対側乳房の対応領域との対比をしたうえで同じような超音波画像を呈し、癌が検出されたことは衝撃だった。

Q 超音波検査にはまった瞬間は？

A 乳腺超音波検査を始めてしばらくして、等エコー腫瘤を指摘することができ、病理の結果粘液癌だった。「これが拾えなかったら…」という恐怖もあったし、「拾うことができた!!」という自信にもなり、さらに深く興味を持って検査するようになった。

Q 今、おすすめの文献、本

A ・何森亜由美：誰も教えてくれなかった乳腺エコー, 医学書院, 2014
・佐久間　浩ほか：超音波エキスパート8　乳房疾患超音波画像集. 医歯薬出版株式会社, 2008

『誰も教えてくれなかった乳腺エコー』は超音波で見える乳房の正常構造の理解とその観察法に終始している内容で、従来の低エコー部分を探すスクリーニング法ではなく、正常からの逸脱部分をチェックする方法を詳しく解説している。腫瘤かもしれない部分を有意な所見として拾うかどうかの判断をできるまでにとても苦労したので、この本で乳腺超音波を学び始められる方が羨ましい。
また、『乳房疾患超音波画像集』は疾患別・エコー所見別にたくさんの画像がまとめられており、乳腺エコーを始める際にとても重要である典型的な組織型の超音波画像をしっかり身につけることができる一冊である。

Q これからさらに知識を深めたい分野

A 乳腺に携わる上でMRIも重要なモダリティーであり、すごく興味があるがまだまだ勉強不足なのでMRIの読み方から勉強していきたい。

Q 若い技師に伝えたいこと

A 乳腺超音波検査は一筋縄ではいかない分、非常にやりがいのある仕事である。他職種との関わりも強く、たくさんの刺激を受けて常に自身を進化させていける分野だと思う。日々の業務ももちろんだが、学会にも積極的に参加し学術的な知識を得ることも重要で、高い技術を身につけて患者さんへ還元していき、乳癌で亡くなる女性を減らしていけたらすばらしいと思う。

Q ミスにつながりそうになった、危なかった事例

A マンモグラフィで腫瘤指摘された患者さんの検査をした時、マンモ指摘部位の大きな腫瘤に目をとられていたが、傍胸骨付近に不整形の腫瘤を見つけてドキッとした。不整形の腫瘤はAB領域で乳腺組織の端っこに位置していて、病理検査で乳癌だった。ひとつの病変に囚われてはいけないということを再確認させてもらった症例だった。

Q 今のレベルに達するために苦労したこと

A 乳腺超音波検査やり始めの頃は、何もわからない状況で院内の術前カンファレンスに参加し、マンモグラフィの読み方、超音波所見の読み方、超音波と病理の対比などを教わりながら、乳房超音波診断ガイドラインを熟読して日々検査に励んだ。また、日頃疑問に思ったことを貯めては、県内の乳腺と銘打つ勉強会に何でも参加して、講師の先生に直接質問して疑問を解消していった。日々の検査で、良悪性に限らず拾った所見は病理所見まで追跡し、しっかりフィードバックしてようやく一人前になれてきたかなと感じている。

玉城氏の ここが上達のPOINT My Recipe

本当は教えたくない走査の極意

●検査前のポイント

超音波検査をするにあたって、検査を始める前の情報収集は大事である。

患者さんの主訴(しこり自覚・痛み・違和感・二次検診)の確認。

マンモグラフィから乳房構成・病変の有無・病変の位置・所見(FAD・腫瘤・構築の乱れ)・石灰化の有無の確認。

マンモグラフィの情報から皮膚に近い病変か深部に位置しているかを予測できたり、FADだと非腫瘤性病変を予測したり病変がないことも考えられる。構築の乱れがあれば引きつれを伴うような腫瘤が予測できる。マンモグラフィの所見からある程度の超音波像を予測して検査に入ると見え方も変わってくると思う。

●検索時のポイント

乳腺の正常構造からの逸脱を拾い上げるための検索過程で視野深度は4cm程度だが、画面の表示サイズを一番小さいサイズにして検索している。モニターが近く、画面まで大きいと見えているようで見えていない部分が出てきたり、どこを見ていいかわからなくなってしまうが、画面を小さくすることで画面全体が視界に入るので乳腺構造の変化に気づきやすくなる。もちろん逸脱部分を拾い上げた後の腫瘤の観察や静止画の撮影は正規のサイズに戻して行っていただきたい。

乳房のスキャンは乳房の上下左右、乳腺が描出されない部位から始めて乳腺が見えなくなるところまでしっかり検索することで、マンモグラフィでカバー出来ない領域も、乳腺の端に発生する病変も拾うことができる。

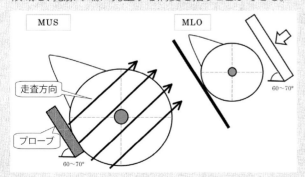

図1 プローブを60°程度傾けて腋窩から走査していく。

マンモグラフィのCCは体軸に垂直な画像であり、所見の位置の同定は比較的わかりやすいが、MLOは腋窩側に60～70°傾けて撮影するため、所見の位置の同定は難しくなる。しっかり位置を同定することは大事だが、マンモグラフィのMLOで指摘された病変の検出の際にMLOの撮像と同じようにプローブを乳房に対して垂直よりも60°程度傾けて腋窩から走査していく方法(**図1**)を行うことで、MLOと同じスキャン画像が得られると考えられマンモグラフィでの指摘病変の検出に有用なことがある。

●血流評価のポイント

血流はあくまで付加情報であるが、囊胞か充実性か迷う場合に有用だったり、小さい病変であっても血流に富む病変は悪性の可能性を考える重要な所見になりうる。

血流信号を確認するためにカラードプラを使用する際のポイントとしてまず、クラッタが発生しない程度にカラーゲインを最大に調節する。乳房の病変の血流は比較的遅いので流速設定は3cm/sec程度にしておく。ROIを必要最小限にし、Bモードゲインはやや低く暗めにする。そしてなによりもフェザータッチで走査することが一番重要なことである。乳房の病変は少しの圧迫でも血流が途絶えたり、血流量が減少してしまうので注意して走査してほしい。

●硬さ評価のポイント

硬さも付加情報ではあるが、腫瘤かどうか迷った時に硬さを評価することで有意な所見として拾わなくて済むことがある。直接手で触ってみて触知できるかどうか確認するのも有用だし、エラストを使用してもいいと思うが、プローブを押したり離したりして(ダイナミックテストよりも簡便に)圧を加えるだけでも十分硬さを評価できると思う。この時、しっかり標的部位を圧迫できているか確認しながら行うことが重要で圧迫の際に標的部位が画面から消えたりする場合はちゃんと圧迫されていないと考えられる。圧迫前後で標的部位が画面から消えることがないよう注意しながら圧を加えて変形性を確認してほしい。

エラストがうまくいかない時やあまりにも浅い位置にある病変にも、プローブで圧を加えての変形性の確認が有用なことがありおすすめである。

マンモグラフィ撮影レシピ

特集3
今読むべき注目の海外論文 2018

乳癌検診における乳房トモシンセシスの有用性と限界

がん研有明病院画像診断部　菊池真理

特集3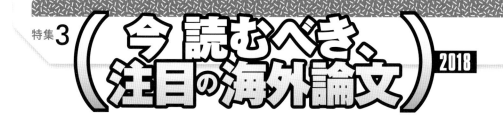

乳癌検診における乳房トモシンセシスの有用性と限界

がん研有明病院画像診断部｜菊池真理

　乳腺濃度は脂肪性、乳腺散在性、不均一高濃度、極めて高濃度の4つに分類される。「高濃度乳房」の中には不均一高濃度と極めて高濃度が含まれ、マンモグラフィでの感度低下が問題視されている。

　3年ぶりに改訂された日本乳癌学会の乳癌診療ガイドライン2018年版検診・画像診断では、高濃度乳房問題を取り上げ、その対策としての補助的モダリティの推奨が問われている。

　乳房トモシンセシスは有効性のエビデンスがあるマンモグラフィ検診のワークフローを使用できるので、高濃度乳房に対する有効な補助的乳癌検診モダリティとして期待されている。そこで、乳癌検診におけるトモシンセシスの有用性、高濃度乳房における限界とその対策について知ることのできる3つの論文を紹介する。

　Breast densities are classified into four categories: Almost Entirely Fat, Scattered Fibroglandular Densities, Heterogeneously Dense, Extremely Dense. "Dense Breast" include Heterogeneously Dense and Extremely Dense. Reduction in sensitivity of mammography is regarded as a problem in Dense Breast.

　The Japanese Breast Cancer Society clinical practice guidelines for screening and imaging diagnosis of breast cancer, 2018 edition, Dense breast problems are picked up and recommendations for supplementary modalities as countermeasures are questioned.

　Breast tomosynthesis is expected as an effective adjunctive breast cancer screening modality for Dense Breast because it can use mammography screening workflow with evidence of efficacy.

　Therefore, I introduce three papers that you can learn about the usefulness of tomosynthesis in breast cancer screening, the limits of Dense breast and their countermeasures.

文献・1 Systematic review of 3D mammography for breast cancer screening.
乳癌検診におけるトモシンセシスのシステマティックレビュー
HodgsonR[1] et al: Breast 2016; 27: 52-61

文献・2 Breast Cancer Screening Using Tomosynthesis and Digital Mammography, In Dense and Nondense Breasts
高濃度乳房と非高濃度乳房におけるデジタルマンモグラフィとトモシンセシスを用いた乳癌検診
Rafferty EA[1] et al: JAMA, 2016; Volume 315, Number 16: 1784-1786

文献・3 Adjunct Screening With Tomosynthesis or Ultrasound in Women With Mammography-Negative Dense Breasts: Interim Report of a Prospective Comparative Trial.
マンモグラフィ非検出高濃度乳房女性におけるトモシンセシス/超音波を用いた補助的スクリーニング:前向き比較試験の暫定報告
Tagliafico AS[1] et al: J Clin Oncol. 2016; 34: 1882-88

今 読むべき注目の海外論文 2018

がん研有明病院画像診断部｜菊池真理

文献1 乳癌検診におけるトモシンセシスのシステマティックレビュー

乳癌検診におけるトモシンセシスのパフォーマンスについて5つの研究を比較したシステマティックレビュー(**表1**)である。ヨーロッパの2つの前向き研究では、Full Field Digital Mammography: FFDM(2D)にトモシンセシスを加える事により、2D単独と比較して有意に乳癌検出率は上昇したが、Recall rateと偽陽性率はdouble reading algorithmにより変化した事から、エビデンスには不十分であるとしている。

米国の3つの後ろ向き研究は規模の差が大きく、2つの研究で2Dにトモシンセシスを加える事により、2D単独と比較して乳癌検出率は上昇している。Recallとfalse positive rateは3つの研究で有意に上昇していた。

ヨーロッパと米国の研究が別々に分析された理由として、乳癌の割合、人口統計、検診方法に差がある事が挙げられている。また、乳癌検出率がヨーロッパの研究より米国の研究で低かった原因としては、検診間隔の違い(米国1年、ヨーロッパ2年)やヨーロッパの前向き試験はdouble readingで相対的に高齢女性が多く含まれている点が挙げられている。

結語では「トモシンセシスは高い乳癌検出率で検診の効果を増加させる。追加の利点として、Recallを減少させ、結果として費用と要精査とされる事で生じる受診者の不安を減少させる。」としている。

これらの臨床研究でトモシンセシスの検診での有用性は示されているが、高濃度乳房問題を検討するには、乳腺濃度別の検診成績が必要となる。次に示す。

文献2 高濃度乳房と非高濃度乳房におけるデジタルマンモグラフィとトモシンセシスを用いた乳癌検診

前出(**表1：最下段**)、Friedewaldらの13施設の多施設共同研究のデータを用いて、乳腺濃度別にトモシンセシスの検診成績について調べた後ろ向き研究である。2D単独278906件、2Dとトモシンセシス併用173414件の総計452320検査を対象としている(**表2**)。特筆すべきは、高濃度乳房の中でも「不均一高濃度」と「極めて高濃度」では、結果が大きく異なった点である(**表2、図1**)。「不均一高濃度」では2D単独と比較して乳癌検出率は有意に上昇し、要精査率は有意に減少し、トモシンセシスの有用性が示されている。しかしながら、「極めて高濃度」では、要精査率は有意に減少したものの、乳癌検出率に有意差はなく、トモシンセシスの乳癌検出能の限界が示されている。

2Dにトモシンセシスを加えても、「極めて高濃度」では病変を指摘できない可能性がある事を示し、高濃度乳房におけるトモシンセシス使用に注意喚起を与える、非常に有意義な報告である。

それでは、「極めて高濃度」乳房の検診に有用なモダリティは何か？

2Dで所見を認めない高濃度乳房の補助的モダリティとして、トモシンセシスと超音波を比較した論文を次に示す。

Table 4
DBT + FFDM versus FFDM: false positives, recall rate, cancer detection rate, invasive cancer detection rates.

Study	DBT + FFDM				FFDM			
	False positives	Recall rate	Cancer detection rate	Invasive cancer detection rate	False positives	Recall rate	Cancer detection rate	Invasive cancer detection rate
European studies								
STORM	254/7294[a] (3.5%)	313/7294[a] (4.3%)	59/7294 (0.81%)	52/7294 (0.71%)	322/7294 (4.4%)	362/7294 (5.0%)	39/7294 (0.53%)	35/7294 (0.48%)
OTST single reading	670/12,621[b] (5.31%)	351/12,621[b] (2.78%)	101/12,621 (0.80%)	81/12,621 (0.64%)	771/12,621[b] (6.11%)	265/12,621[b] (2.1%)	77/12,621 (0.61%)	56/12,621 (0.44%)
OTST double reading	1057/12,621[b] (8.5%)	463/12,621[b] (3.67%)	119/12,621 (0.94%)	94/12,621 (0.74%)	1286/12,621[b] (10.3%)	365/12,621[b] (2.9%)	90/12,621 (0.71%)	67/12,621 (0.53%)
US studies								
Destounis 2014	19/524 (3.63%)	22/524 (4.20%)	3/524 (0.57%)	1/524 (0.19%)	58/524 (11.07%)	60/524 (11.45%)	2/524 (0.38%)	1/524 (0.19%)
Lourenco 2014	767/12,921 (5.94%)	827/12,921 (6.40%)	60/12,921 (0.46%)	30/12,921 (0.23%)	1107/12,577 (8.80%)	1175/12,577 (9.3%)	68/12,577 (0.54%)	41/12,577 (0.33%)
Friedewald 2014	14,591/173,663 (8.40%)	15,541/173,663 (8.95%)	950/173,663 (0.55%)	707/173,663 (0.41%)	28,519/281,187 (10.14%)	29,726/281,187 (10.57%)	1207/281,187 (0.43%)	815/281,187 (0.29%)

[a] False positives and recalls for the DBT + FFDM arm of the STORM trial were calculated using positive integrated DBT and FFDM as a condition to recall (i.e. exams which were positive based on FFDM, but not DBT, would not be recalled).
[b] False positives for the OTST were calculated as the number of participants without a verified cancer who were referred to arbitration. Recalls were determined based on cases sent for further evaluation after arbitration, during which FFDM and DBT information was available for all cases (including those sent to arbitration based on FFDM data alone).

表1　Breast 2016; 27:52-61. 文献1より転載

Digital mammography	90 (75 to 106) [12 845]	127 (107 to 147) [16 582]	57 (44 to 70) [1297]	97 (81 to 114) [11 548]	128 (107 to 149) [14 484]	114 (94 to 133) [2098]
Digital mammography + tomosynthesis	79 (63 to 94) [6955]	109 (89 to 129) [9030]	55 (41 to 68) [909]	84 (68 to 101) [6046]	110 (90 to 131) [7852]	98 (78 to 118) [1178]
Difference (95% CI)	-12 (-14 to -9)	-18 (-21 to -15)	-2 (-8 to 3)	-13 (-16 to -10)	-18 (-21 to -15)	-16 (-23 to -8)
P value	<.001	<.001	.34	<.001	<.001	<.001
Cancers per 1000 screens, estimate (95% CI) [No. of screens][c]						
Digital mammography	4.2 (3.7 to 4.7) [610]	4.5 (4.0 to 4.9) [597]	3.2 (2.4 to 4.0) [77]	4.4 (3.7 to 5.0) [533]	4.5 (3.9 to 5.1) [528]	3.8 (2.6 to 4.9) [69]
Digital mammography + tomosynthesis	5.1 (4.5 to 5.8) [455]	5.8 (5.3 to 6.4) [495]	4.2 (3.2 to 5.2) [64]	5.3 (4.6 to 6.1) [391]	6.1 (5.4 to 6.8) [450]	3.9 (2.6 to 5.2) [45]
Difference (95% CI)	1.0 (0.4 to 1.5)	1.4 (0.8 to 2.0)	1.0 (-0.2 to 2.3)	1.0 (0.3 to 1.6)	1.6 (0.9 to 2.3)	0.1 (-1.3 to 1.6)
P value	.001	<.001	.10	.004	<.001	.88
Invasive cancers per 1000 screens, estimate (95% CI) [No. of screens][d]						
Digital mammography	3.0 (2.6 to 3.5) [439]	2.9 (2.5 to 3.2) [376]	2.3 (1.6 to 3.1) [55]	3.2 (2.6 to 3.8) [384]	3.0 (2.6 to 3.4) [340]	1.9 (1.3 to 2.6) [36]
Digital mammography + tomosynthesis	4.0 (3.4 to 4.5) [351]	4.2 (3.8 to 4.6) [356]	3.5 (2.5 to 4.4) [52]	4.1 (3.5 to 4.8) [299]	4.5 (4.0 to 5.0) [326]	2.6 (1.7 to 3.4) [30]
Difference (95% CI)	0.9 (0.4 to 1.5)	1.4 (0.9 to 1.9)	1.1 (0.0 to 2.2)	0.9 (0.4 to 1.5)	1.5 (1.0 to 2.1)	0.6 (-0.5 to 1.7)
P value	<.001	<.001	.046	.001	<.001	.25
Positive predictive value for recall, % (95% CI)[e]						
Digital mammography	5.1 (3.9 to 6.2)	3.8 (2.9 to 4.7)	6.2 (4.2 to 8.2)	4.9 (3.7 to 6.0)	3.8 (2.8 to 4.9)	3.7 (2.2 to 5.1)
Digital mammography + tomosynthesis	7.1 (5.9 to 8.4)	5.7 (4.7 to 6.6)	8.4 (6.0 to 10.7)	6.9 (5.7 to 8.2)	5.9 (4.9 to 7.0)	4.3 (2.7 to 5.9)
Difference (95% CI)	2.1 (1.4 to 2.8)	1.9 (1.4 to 2.4)	2.1 (-0.1 to 4.4)	2.0 (1.3 to 2.8)	2.1 (1.5 to 2.7)	0.6 (-0.7 to 1.9)
P value	<.001	<.001	.07	<.001	<.001	.38

[a] Model estimates were used to estimate rates with screening method (digital mammography and digital mammography + tomosynthesis) as a fixed effect and site as a random effect. Additive models used SAS PROC MIXED (SAS Institute), version 9.3.
[b] Recall rate (proportion of screening examinations requiring additional imaging based on screening examination result).
[c] Cancer detection rate (proportion of screening examinations with screen-detected breast cancer).
[d] Invasive cancer detection rate (proportion of screening examinations with screen-detected invasive breast cancer).
[e] Positive predictive value for recall (proportion of recalls after screening subsequently diagnosed with breast cancer).

表2　文献2 p1785より転載

文献3 マンモグラフィ非検出高濃度乳房女性におけるトモシンセシス/超音波を用いた補助的スクリーニング:前向き比較試験の暫定報告

　高濃度乳房に対する補助的乳癌検診モダリティとして、トモシンセシスと超音波(US)を直接比較した最初の前向き多施設試験(ASTOUND Trial)、イタリアからの報告である。
　標準的な2Dマンモグラフィ検診にて高濃度乳房(不均一高濃度または極めて高濃度)とされ、所見の認められなかった3295人の内、トモシンセシスとUSによる補助的検診の同意の得られた3231人を対象としている。
　結果は追加の乳癌検出数は24(トモシンセシス13, US 23)p=0.006で、高濃度乳房におけるUS検診の有用性が示されている(表3)。追加の偽陽性リコール数は107(トモシンセシス53, US 65)p=0.26、偽陽性リコール生検数は(トモシンセシス22, US 24)p=0.86で両者に有意差は見られなかった。
　2Dマンモグラフィ非検出高濃度乳房女性において、USによる補助的検診はトモシンセシスによる補助的検診よりも追加の乳癌検出率は有意差をもって高く、高濃度乳房におけるUSの有用性が示された。
　しかしながら、「追加で検出された乳癌の内、50%以上はトモシンセシスでも検出していることから、むしろ将来はprimary screening modalityとしてのトモシンセシスの可能性を考慮すべきである」としている。
　高濃度乳房は乳癌リスクであり、リスクに基づいた検診方法を考慮する必要性を示した有意義な論文である。

今 読むべき 注目の海外論文 2018

がん研有明病院画像診断部｜菊池真理

Figure. Combined Change in Recall and Cancer Detection Rates for Digital Mammography vs Digital Mammography Plus Tomosynthesis for Each Breast Density Category

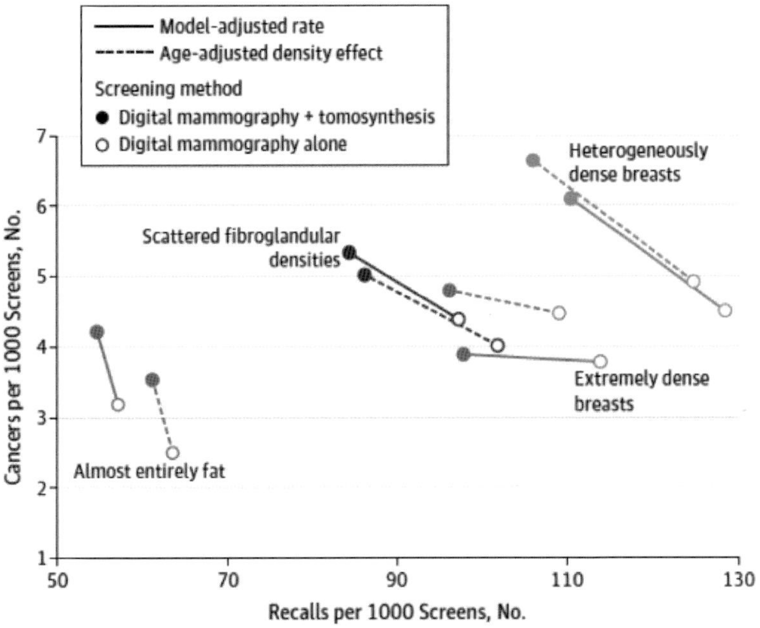

The model-adjusted rate was adjusted for screening method and site. The density effect was adjusted for age to account for the potential confounding effect of age on breast density.

図1　文献2 p1786より転載

Table 1. Adjunct Screening With Tomosynthesis or Ultrasound in Women With Mammography-Negative Dense Breasts (ASTOUND): Incremental Breast Cancer Detection in Women With Negative Two-Dimensional–Mammography Screening

Adjunct Breast Screening Modality	Ultrasound Positive	Ultrasound Negative	Total, n (%)
Tomosynthesis positive	12	1	13 (54.2%)
Tomosynthesis negative	11	0*	11 (45.8%)
Total, n (%)	23 (95.8%)	1 (4.2%)	24

NOTE. $P = .006$ for McNemar's test for paired binary data.
*On the basis of cancers detected in the study population at adjunct screening and does not include follow-up data on interval cancers; hence, cell has a value of zero. This does not affect the comparative detection data shown in this cross tabulation.

表3　文献3 p1885より転載

特集4

座 談 会

マンモグラフィの現状と高濃度乳房について考える

尾形智幸（さいたま赤十字病院放射線科部技師長）

岡田智子（さいたま赤十字病院放射線科部）

司会

田中　宏（公益社団法人埼玉県診療放射線技師会会長）

座談会

マンモグラフィの現状と高濃度乳房について考える

最近話題にのぼる高濃度乳房、デンブレストについて、診療放射線技師の田中　宏氏(埼玉県立小児医療センター放射線技術部副技師長)の司会のもと、尾形智幸氏(さいたま赤十字病院放射線科部技師長)と岡田智子氏(さいたま赤十字病院放射線科部)にお集まり頂き、ITEMの感想を交え、乳癌検診に関する医療事情を自由に語っていただいた。

尾形智幸(さいたま赤十字病院放射線科部技師長)
岡田智子(さいたま赤十字病院放射線科部)

司会

田中　宏(公益社団法人埼玉県診療放射線技師会会長)

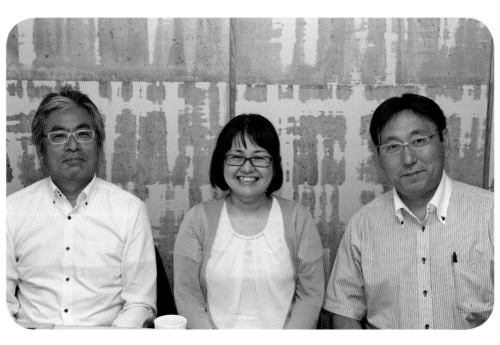

マンモグラフィの現状と高濃度乳房について考える

はじめに

田中 先日のITEMにおいて、新しいトピックスとして高濃度乳房というものがあります。

岡田 高濃度乳房は、アメリカの「Are you dense?」と言って、今までマンモグラフィを受けていたにも関わらず癌と診断されてしまった患者さんが、高濃度乳房だと最初からわかっていればマンモグラフィを受けなくてもよかったのではないかというところから活動が始まります。高濃度乳房ではマンモグラフィが苦手とすると言われており、そのことから、乳房構成を受診者にしっかり伝えないといけないと、日本でも話題になっています。

田中 アメリカでは州によって高濃度乳房の方に対して検診を受けた告知をすることが義務付けられているところもあるそうです。日本でもその動きに則ってやるべきではないかと学会でも議論されましたが、時期尚早という結論になりました。

岡田 そうですね。以前から川崎市では高濃度乳房の告知をしていますが、何かご存知ですか。

田中 川崎市の件は何か大きな問題が発生したという話は聞いていません。予想される問題の一つとしては高濃度乳房の通知を受けた受診者の方が精密検査を受けた際、自費診療になってしまうということが挙げられます。トラブル回避のために高濃度乳房の告知には患者に対する事前の説明が必要だと思われますが、その周知がまだ追いついていません。

岡田 高濃度乳房は、今まで読影者の主観によって乳房構成の分類が分けられていました。そのため乳腺散在、不均一高濃度、高濃度といった分類が人によって異なり、症例によっては読影者が3人いて3人の判定が同一であることはなかなか難しいこともあります。その程度の一致率で患者さんに公表していいのかということは危惧されていることでもありましたが、今回ITEMで乳房構成を自動的に解析するという機器が各メーカからリリースされ、興味を持ちました。

田中 それはどういうメーカで出されていましたか。

岡田 私は富士フイルムとシーメンスのものを見ました。

田中 それは乳房の中の乳腺密度のパーセンテージが出るものですか。

岡田 VolpalaのようにBI-RADSに沿って測定されていると聞きました。

田中 一般の患者さんからのご意見として先生方の乳房構成の分類が一致しないということに驚きがあるというコメントを頂きました。我々からすると当然のことなのですが、一般の方々の感覚と医療者の感覚は異なります。

尾形 高濃度乳房は全国的に話題になっていますが、高濃度乳房がどういうものかきちんと説明せずにただ公表することに先走ってしまっているのが現状だと思います。このままだと、先程も言ったように高濃度乳房だと診断されて慌てて乳癌検診を受診する人たちが多くなり、通常の診療にも差支えが出てしまいます。アメリカのようにある程度システムが出来ていて公表するのは良いとは思いますが、日本の場合はシステムがついてきていないため情報に振り回されているような印象はあります。

乳癌検診の課題

田中 では、問題点は2つ、1つは乳房構成の判定のばらつき。もう1つの問題は尾形技師長の話されている一般の方々への高濃度乳房に関する知識に対する説明、周知が足りていないということですね。まず前段階にある乳房構成の判定のばらつきに関してですが、この新しくリリースされたマンモグラフィの装置である程

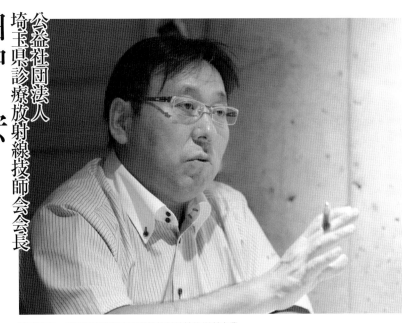

田中 宏
公益社団法人 埼玉県診療放射線技師会会長

平成2年　城西医療技術専門学校放射線技術学科卒業
平成2年　東京慈恵医科大学付属病院
平成6年　目白第二病院
平成9年　埼玉県立がんセンター
平成20年　埼玉県立小児医療センター
平成26年　埼玉県病院局
平成27年　鈴鹿医療科学大学大学院医療科学研究科修士課程卒業
平成29年　埼玉県立小児医療センター

座談会

度解消される可能性はあるでしょうか。

岡田 あると思います。各メーカごとに測定結果の違いはあったとしても、大きく差が生じることはないと期待しています。

田中 尾形技師長のおっしゃっていた受診者に対する告知については、ある診療放射線技師からの意見として「問診の時には時間がなく、受診者も聞きづらい。実際に撮影の現場に行った時に撮影を担当する診療放射線技師に説明を受けるというのも1つの方法だ」というものがありますが、それについてはどう思われますか。

尾形 確かに診療放射線技師が説明するということは良いことかと思います。ただ説明以前に世間一般に高濃度乳房が浸透していないといけないと思います。「高濃度乳房は病気なのですか?」という認識のままではなく、「高濃度乳房と言われたので次はどうすればいいですか?」と聞かれるレベルにならないといけないかなと思います。

田中 高濃度乳房に関する説明については医師だけではなく、診療放射線技師、保健師など、検診に携わる全員が説明をしてもいいと思っています。その場合に説明する内容が異なると、患者さんにとって混乱のもとになってしまうので、根本的な部分をアナウンスする前に医療者で統一しておく必要があります。

尾形 ある程度講習会を開いて全国規模に広がっていくのは良いことだと思います。ただそれを全国でバラバラにやるのは駄目だと思うんです。

田中 次は高濃度乳房に対するフォローの仕方なんですが、先程岡田さんがおっしゃっていたようにマンモグラフィでは高濃度乳房は不得意な傾向があるということで、超音波に対する期待が高まっていくのでしょうか。

岡田 高まるのかな。と個人的には思いますが、まだ難しいですね。スクリーナーの数が足りないという点もありますし、マンモグラフィと比較して検査の時間がかかることも重要なところです。例えばマンモグラフィの検診では100人ほど検査することもありますが、同じように超音波検査を術者が集中力を保ったまま行うことは現実的ではないと感じます。

田中 そうなると高濃度乳房に対してのフォローは超音波では無理ですか。

岡田 無理という風に断定はしたくないですね。理想としては、マンモグラフィと併用して超音波を活用していくというのがいいとは思います。

尾形 フォローをするという位置づけでのレベルでは、高濃度乳房は結局、自費診療になってしまうので診療としてはどうかなと思いますね。例えば過去に高濃度乳房と診断された患者さんには、次の検診案内時には自費診療の負担を減らすためにも、高濃度乳房検診システムがあれば最初から打診できる様なシステムになるといいのかなと思います。

田中 検診には2種類ありますよね。

岡田 対策型検診と自費の任意型検診ですね。

尾形 例えばの話になりますが、今話していた装置で日本中で50%の方が高濃度乳房と診断された場合、全体の半数全員に受けさせるのは難しくても、診断された数値で70%と判定された人に限るなど、ある程度区切れば全体数は減ってくるのかなと思います。

田中 マンモグラフィを受けた100人全員が超音波を受けるのではなく、高濃度乳房の人に限ればより人数は絞られていきますね。

トモシンセシス技術の進展

田中 この間のITEMではトモシンセシスの技術というのはどうでしたか。

岡田 トモシンセシスでは、被ばくと画

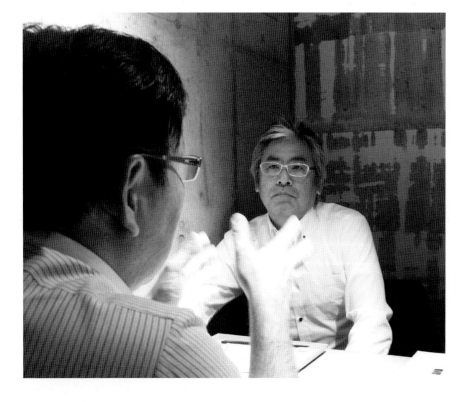

質のトレードオフが大切です。最近の装置では、以前より画質の向上がある様に感じます。

田中 その画質の向上とはどういうものですか。

岡田 以前に比べ、受診者の被ばくが少なく、画像処理の技術が上がっているので、低侵襲で同様の画像を再構成できる装置を出すメーカが増えたことは受診者にとっても良いのかなと思います。

田中 例えば任意型検診で、トモシンセシスをオプションで行う施設は聞いたことがありますか。

岡田 聞いたことありますし、当院でも行なっております。

田中 今ではトモシンセシスは精密検査施設では一般的なものですか。

岡田 トモシンセシスがあれば術前に検査を行うことが一般的になっていると思います。もちろん超音波で診断もしますが、マンモグラフィを精査施設で撮り直すならばトモシンセシスも撮ってより情報を増やしたいと考えます。

田中 岡田さんが今まで経験してきた中でトモシンセシスがあって良かったという一例はありますか。

岡田 不均一高濃度の患者さんで、エコーで指摘されている腫瘍が2Dではハッキリとわからなかったのですが、トモシンセシスではハッキリ指摘できた事例や、元々触診でゴリッと触れる患者さんの場合でも、わかっていた部分の直上にもうひとつ構築の乱れが発見できた事例など、トモシンセシスがなければわからなかったことはいくつかあります。

田中 触診で触れているものでも、これまでの2Dでは疑いしかできなかった診断が、トモシンセシスによって確定に変わったと。

岡田 そうですね。あとは診療放射線技師でマンモグラフィを始めたばかりの、読影になれていない者でも判断がつきやすくなりました。

田中 2Dの読影に慣れていない初心者でもトモシンセシスでは拾うことができる。ということは、落とす可能性はトモシンセシスによって減るわけですね。これは患者さんにとってはメリットになりますね。

岡田 もちろん100％ではありませんが、多くの所見の見落としが減ると私は思っています。

田中 万能とは言い切れないが、今までの2Dだけではなく1つの精度を上げるアイテムにはなるということですか。

岡田 十分なりえるものだと思います。後は被ばくと、初期費用の問題さえクリアできれば対策型検診に導入してもいいのでは？とも思います。

田中 今まで出しているトモシンセシスの装置の中で、岡田さんが良いなと思うような装置はございますか。例えばGEヘルスケアはステップ＆シュートの技術があり石灰化が見やすくなっています。あとは振り角の違いなど、メーカによって色々な装置があると思いますけれども。

岡田 私自身はシーメンスしか使ったことはないんですが、新しい装置は逐次近似を持っていて画質がすごく綺麗な上に、線量も減りました。

圧迫板について

田中 圧迫では最近のトピックスはなにかございましたか。

岡田 学会の発表や「RadFan」でも出した内容ですが、大阪警察病院の方が富士フイルムの「なごむね」を共同研究で発

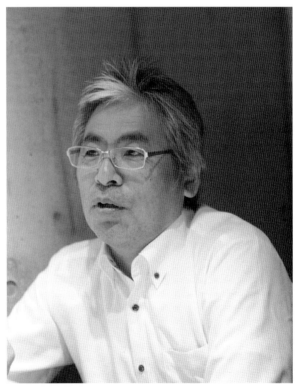

さいたま赤十字病院
放射線科部技師長
尾形智幸

昭和56年3月　中央医療技術学院 卒業
昭和56年4月　大宮赤十字病院(現さいたま赤十字病院)入職
平成24年4月　さいたま赤十字病院 放射線科部技師長
平成27年3月　鈴鹿医療科学大学大学院医療科学研究科修士課程修了

座談会

表しておりまして、1回圧迫したところから、ある程度圧迫をゆるめて撮影することが可能になった機能を搭載しております。

田中 痛みを軽減するのが目的ですか。

岡田 そうですね。結局圧迫をしてもある程度のところで痛みしか増えず、圧迫効果がないと言われていますが、「なごむね」は、もともと圧迫したものを戻してもある程度圧迫したまま形状が保たれるというヒステリシス現象を利用しました。圧迫の効果はそのままに、痛みが軽減されるという装置です。ただ、学会発表の中でも、慣れているので従来の方がいいと答える方もいらっしゃって、100％の効果ではなかったですが。

田中 この辺りの話は実は女性にとってはとても重要でして、マンモグラフィを二度と受けたくないという女性を減らしたいという気持ちからこのような開発はされていると思います。ただ我々は科学的根拠に基づいて物事を判断してしまう悪癖があり、女性からしたら科学的根拠よりも痛みが少ない方が良いというところがありますので、我々も頭を少し柔らかくしてこういった技術を素直に受け入れて使ってみるということが大事だと思います。尾形技師長はどう思われますか。

尾形 原理としてはアリかなという気がしますね。実際にマンモの圧迫で患者さんが痛みを訴えて圧迫を緩めることがありますので。このヒステリシス現象は実際に使えると思いますね。

田中 今まで出てきたメーカ以外でもシーメンスに関して、印象に残った装置というものはございますか。

岡田 シーメンスでは今までInspirationだけでしたが、後継機版がリリースされました。従来のInspirationではトモシンセシスは金属で出来た縁のため、撮る際に専用の圧迫板に変える必要がありましたが、後継機では縁に金属を使用していないので、どの圧迫板でもトモシンセシスで撮ることができるようになりました。

圧迫板を取り外すことがなくなって、便利になりました。その代わり面白い形状になっていました。

田中 富士フイルムではなにかございますか。

岡田 富士では昔から圧迫版の一部がゴム状になっており、以前から痛み軽減に取り組んでいました。
　キヤノンに関してはあまり見ることができていませんが、元々マンモグラフィを以前からこだわって作っていたので良いものを出してくれるのではないかと思っています。

進化するシステム

田中 僕が今回ITEMで気になったものはフィリップスからリリースされた超音波装置に対応したAI Breast機能。左右のボディマークが自動に認識するものです。客観性を持たせるためにはボディマークの位置は重要なのですが、検査が終わったあと第三者が検査したものを見ると、撮像位置がよくわからないことがあります。また、腫瘍の位置が乳頭からどれくらい離れているかということにも使えるので、場所を特定する意味ではとても良いと思います。

岡田 エコーに携わってみて、はじめて思ったのは、再現性を持たせたボディマークの位置が、意外と難しいということですね。今日も術前マーキングのエコーをしている時、1個だけ見つからない腫瘤がありました。AI Breast機能で位置が判定でき、このような事例が減るのなら良いと思います。有りそうでなかった技術ですね。

田中 尾形技師長はトータル的に何かございますか。

尾形 圧迫板が今色々な種類がありまして、ホロジックは、真ん中が膨らんでいる湾曲型の圧迫板をリリースしていて、

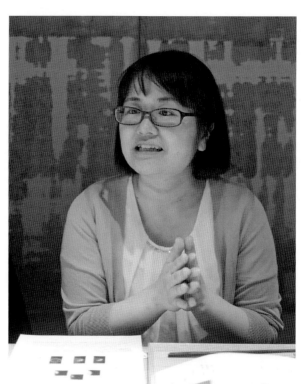

さいたま赤十字病院
放射線科部
岡田智子

平成19年3月　群馬県立医療短期大学 卒業
平成19年4月　さいたま赤十字病院 放射線科 入職
平成26年3月　群馬県立県民健康科学大学大学院 診療放射線学研究科 修士課程修了

乳房を上手く圧迫するように出来ていました。真ん中が膨らんでいると乳腺がそこに集まって、乳房厚が厚くなってしまう感覚が自分の中にはあるったのですが、そうはならないと伺いました。

最後に

岡田 日本で流通は難しいかもしれませんが、造影マンモグラフィというものがあります。

尾形 聞くところによると、海外事情としてMRIの台数が圧倒的に少なく、乳房のためにMRI検査ができる検査枠数を確保できないため、マンモグラフィを使って造影する方が海外では需要が多いそうです。日本ではそういう意味では医療的に恵まれていますね。

岡田 日本においてはMRIが比較的簡単に検査できる時代なので、造影マンモグラフィの需要がそこまであるとは思えないですが、世界的にはそういった機能があり、術前の範囲を見ているということはあります。

田中 やはり、1つの装置の技術・開発においても世界の事情、日本の事情のほか、日本の文化や日本人の特性を含めて考えていく必要がありますし、そうしないとその技術が活きてこないこともあると思います。今後も高濃度乳房のことのみならず我々医療従事者にとっても周知となるよう情報配信していければと考えます。

尾形 今の話を聞いていて、国の予算も含め、医療費の削減というか、患者さんに対し病院側も医療費が安くできるような診療ができればいいのかなと思いました。

田中 新しい技術が出来ると我々も使いたくなりますし、経済的にもトレードオフで何かを止めないと新しい技術は使えないのかなと思います。

尾形 新しい技術がお金を使わなくてもいいもの、例えばMRIの代わりの造影マンモグラフィのような代替品が必要ですね。造影マンモグラフィが手軽とも言えませんが。そういう面で言うと新しい技術、マシン的なものでなく手技としての新しい技術というものが出て来てもいいんじゃないかなとは思います。

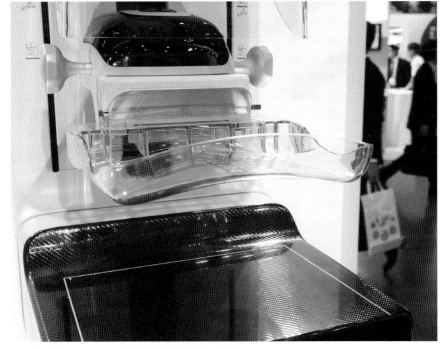

ホロジック「3Dimensions」（日本国内薬機法未承認）
乳房の形状に合わせてカーブさせた「Smart Curve」（FDA, 日本国内薬機方未承認）

今回参加いただいた岡田先生の著書
「マンモグラフィ撮影BOOK」
弊社にて絶賛発売中。

倒れるときはマエノメリ！
海外IVR挑戦記

著者 **堀川雅弘**
Dotter Interventional Institute
クオリティラドIVR

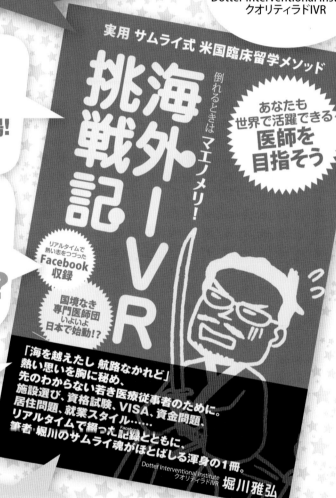

「Rad Fan」2014年1月号〜2015年6月号に連載されていた「倒れる時はマエノメリ！〜海外IVR挑戦記〜」が装い新たに単行本として登場！

Rad Fanからの新提案
あなたも世界で活躍できる医師を目指しませんか？

リアルタイムfacebook記録つき、わかりやすいイラストつきで2倍、3倍おもしろい！

- Step 001　"米国挑戦"への想い ―決意、突撃、そして退職―
- Step 002　臨床留学ノウハウ ―USMLE、あとは？―
- Step 003　誰にもいえないお金の話 ―自費留学の覚悟、起業―
- Step 004　カルチャーショックをブッ飛ばせ ―渡米後あるある―
- Step 005　で、結局米国どうなのよ ―IVR日米事情―
- Step 006　世界のカテ室からコンニチハ ―IVR諸外国事情―
- Step 007　50年前、全てはここから始まった ―Dotter Interventional Institute―
- Step 008　ワレ、米国IR医ナリ……??? ―申請、審査、オバマさん―
- Step 009　わかっちゃいたけど前途多難 ―やっぱりあるある、"言葉の壁"―
- Step 010　「たかが3ヶ月、されど3ヶ月」 ―目に見える変化、目に見えぬ変化―
- Step 011　サクラハサクノカサカヌノカ ―MultiroleとTeam Japan―
- Step 012　夢は与えられるものならず ―国境なきIVR医師団へ―

四六版／160P

定価 2,400円 +税
ISBN978-4-86291-132-2 C3347

お求めは全国の大型書店にて。
または下記HPからお申し込み下さい！

メディカルアイ
〒171-0022 東京都豊島区南池袋3-18-43 内山ビル3F
TEL 03-5956-5737　FAX 03-5951-8682

http://www.e-radfan.com/

特集5

TECHNICAL REPORT

Volpara Enterpriseにマンモグラフィのポジショニング評価を追加

ブレスト・ヘルスケア株式会社

特集5　TECHNICAL REPORT

TECHNICAL REPORT

Volpara Enterpriseにマンモグラフィのポジショニング評価を追加

ブレスト・ヘルスケア株式会社

● はじめに

デンスブレストに対して世界中で気運が高まる中、日本でも様々なところで議論が進んでいる。2017年10月「マンモグラフィ専用画像解析ソフトウェア Volpara Enterprise（以下、ボルパラとする）」は薬機法の認証を取得した。ボルパラはこれまでマンモグラフィのRAWデータ（For Processingデータ）の物理情報を解析することによって、客観的な乳腺密度評価を与えてきた。女性が自身の乳房がデンスブレストかどうかを知ることは、その後の検査の個別化に関わる重要なことである。そして現在、ボルパラはマンモグラフィのポジショニングの定量評価も開始した。その目的は、撮影者へフィードバックを与え、撮影技術を向上してもらい、より良い画像で適切な検査結果を女性が受けられるようにするためである。

● これまでのボルパラ

ボルパラは2010年より、マンモグラフィのRAWデータを解析することによって、乳房の体積・乳腺の体積・乳腺密度を計算してきた。医師の目視という主観的な方法により行われている乳腺密度評価だが、医師間の評価の一致率の低さ等の問題が囁かれている。ボルパラは、そこに定量評価によるソリューションを提示した。その数値は、MRIで測定した数値と高い一致率を示している。

ボルパラのワークフローはマンモグラフィCADと同様で、マンモグラフィ装置から出力されたRAWデータをボルパラが受け、図1の解析結果をDICOM SCの形式でPACS等に出力する。解析結果では、計算した乳腺密度をACR（米国放射線学会）のBI-RADSで定められた乳腺密度評価 abcd の4段階も示している。ボルパラではさらに、圧迫圧を従来の圧迫する力であるニュートン（N）でなく、乳房の内圧（kPa）を計算することで、乳房のサイズ等問わずその圧迫圧が適切かどうかを知ることができる。

● 解析のアルゴリズム

ボルパラは1ピクセルごとにX線の減衰量を調べることで、まず、その1ピクセル筒内の脂肪と乳腺の割合を計算する（図2）。最終的にその情報を足し合わせることで、乳腺の体積・乳房の体積・乳腺密度を計算している。与えているBI-RADSの評価は、統計手法によって医師が従来行なっていた目視による乳腺密度カテゴリー評価の各カテゴリー間のカットオフを数値化している。

● ポジショニング評価機能

ボルパラはこのようなRAWデータ解析のノウハウを用いて、ポジショニングの定量評価も可能にした。ボルパラはポジショニングをACRの定める基準に従って定量評価を与えている。その基準は以下である。

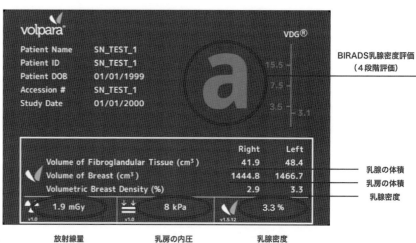

図1

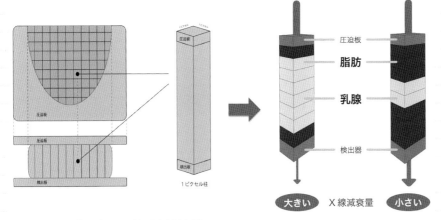

乳房を1pxの筒に分け、X線の減衰量を調べる。
乳腺はX線を吸収するので、乳腺の多い筒はX線の減衰量が大きい。
最終的にすべての筒の情報をまとめ、乳房全体の情報を知る。

図2

【MLO、CC 共通】

1. 後部乳腺組織が引き出されていること
2. PNLの長さがMLOとCCで"±1cm"以内であること
3. 乳腺組織が全て写っていること
4. 乳房以外が写っていないこと
5. 乳頭が写っていること
6. 患者の動きによるアーチファクトが写っていないこと

【MLO ポジショニング】

1. 乳房が垂れ下がっていないこと
2. 大胸筋がPNLのレベルまで写っていること
3. IMFが写っていること
4. 乳房が検出器の下方に位置していること
5. 乳房にシワができていないこと

【CC ポジショニング】

1. 過剰な引き出しで、乳頭の位置を中心からずらさないこと
2. 胸骨が写っていないこと

撮影者は図3のような個人のマイページを持ち、自身のポジショニング評価を見ることでフィードバックを得ることができる。

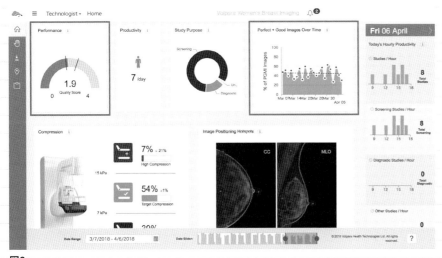

図3

● ポジショニング評価

ボルパラはポジショニングにPGMIという4段階の評価基準を与えている。評価の高い順からPerfect（4点）、Good（3点）、Moderate（2点）、Inadequate（1点）である。図3左上の"Performance"は、このマイページの技師が撮影したある期間のポジショニングの平均点である。そして、図3右上の"Perfect+Good Image Overtime"を見ると、ある期間で上位2つの評価である「PerfectとGoodのポジショニングでどれだけ撮影することができていたか」「その期間で技術が右肩上がりに向上していたか」が分かる。

図4はPositioningページであり、ポジショニング評価をさらに具体的に見ている。例として図4を見ると「この撮影者

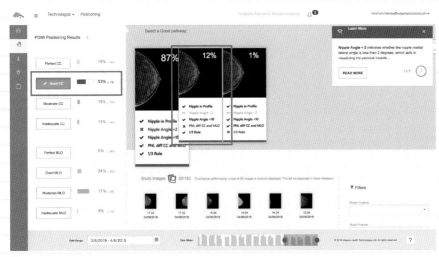

図4

TECHNICAL REPORT
Volpara Enterpriseにマンモグラフィのポジショニング評価を追加 | ブレスト・ヘルスケア株式会社

は撮影したCCのうち53%はGoodのクオリティだった。さらにそのうちの12%が『CCとMLOのPNLの長さ』の部分が悪かった」ということが分かる。さらにボルパラは、その悪かった部分の改善方法を図5のようにムービー付きで示してくれる（日本語化を進めている）。

その他にも、マンモグラフィから得られた様々な情報をフィードバックとして閲覧することができる。

● **おわりに**

ポジショニングに点数をつけられるのは怖いと感じられると思うが、そうではなく、ボルパラはフィードバックを丁寧に撮影者に返すことによる、マンモグラフィ撮影技術の向上を目的としている。ボルパラの乳腺密度評価もポジショニング評価も生まれたのは、女性に最高の検査を受けてもらいたい、という思いからである。

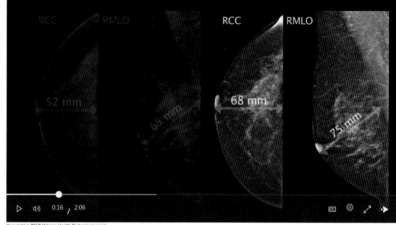

図5

Rad Fan 取扱書店一覧

Rad Fanは下記の書店でもお買い求め頂けます。

北海道
書店名	TEL
コーチャンフォー札幌ミュンヘン・大橋店	011-817-4000
札幌医科大学書房(ブックス平和)	011-613-0841
ブックス平和・旭川医科大学書籍部	0166-65-2111(内2773)
北海道大学生協・書籍部北部店	011-747-2182
紀伊國屋書店・札幌店	011-231-2131
昭和書房	0138-54-3316

青森県
書店名	TEL
弘前大学生協・医学部店	0172-35-3275
紀伊國屋書店・弘前店	0172-36-4511

岩手県
書店名	TEL
東山堂	019-623-7121
丸善・岩手医大売店	019-651-7452

宮城県
書店名	TEL
アイエ書店	022-738-8670
ジュンク堂書店・仙台店	022-265-5656
丸善・仙台アエル店	022-264-0151
東北大学生協・星陵店	022-275-1093

秋田県
書店名	TEL
秋田大学生協・本道店	018-831-5806
西村書店・秋田支店	018-835-9611

山形県
書店名	TEL
高陽堂書店	023-631-6001
山形大学生協・飯田店	023-525-6993

福島県
書店名	TEL
紀伊国屋書店・福島県立医大BC	024-548-2111
岩瀬書店・富久山店	024-936-2220

茨城県
書店名	TEL
丸善・筑波営業部	0298-51-6000
丸善・筑波大学医学学群書籍部	029-858-0426

栃木県
書店名	TEL
大学書房・自治医大店	0285-44-8061
大学書房・獨協医科大学店	0282-86-2850
廣川書店・獨協医科大学店	0282-86-2960

群馬県
書店名	TEL
群馬大学生協・書籍部昭和店	027-233-9558
廣川書店・前橋店	027-231-3077
戸田書店・高崎店	027-363-5110

埼玉県
書店名	TEL
大学書房・大宮店	048-648-5643
三省堂書店・大宮店	048-646-2600
文光堂・埼玉医科大学店	0492-95 2170
紀伊國屋書店・さいたま新都心コクーン	048-600-0830
佃文教堂	048-822-2378

千葉県
書店名	TEL
志学書店	043-224-7111
志学書店・日医大店	0476-99-1170
丸善・津田沼店	047-470-8313
三省堂書店・そごう千葉店	043-245-8331
千葉大学生協・購買店舗	043-222-4912

東京都
千代田区
書店名	TEL
三省堂書店・神田本店	03-3233-3312
丸善・丸の内本店	03-5288-8881

文京区
書店名	TEL
文光堂・本郷店	03-3815-3521
文光堂・日医大店	03-3824-3322
医学恵文堂	03-3814-8771
東京医科歯科大学生協	03-3818-5231

中央区
書店名	TEL
八重洲ブックセンター・本店	03-3281-1811
丸善・日本橋店	03-6214-2001

品川区
書店名	TEL
医学堂書店	03-3783-9774

渋谷区
書店名	TEL
MARUZEN&ジュンク堂書店渋谷店	03-5456-2111
紀伊国屋書店・新宿南店	03-5361-3301

新宿区
書店名	TEL
紀伊國屋書店	03-3354-0131
政文堂・女子医大店	03-3203-8346
学友社書店	03-3202-0272
慶應義塾大学生協・信濃町店	03-3341-6355
仁誠堂書店・慶應大学支店	03-3353-1211
ブックファースト・新宿店	03-5339-7611

板橋区
書店名	TEL
文進堂書店	03-3964-3305
文光堂・板橋日大店	03-3958-5224

豊島区
書店名	TEL
ジュンク堂書店・池袋本店	03-5956-6111
三省堂書店・池袋本店	03-6864-8900

港区
書店名	TEL
文永堂書店	03-3431-5805

東京都下
書店名	TEL
文光堂・杏林大学医学部店	0422-48-0335
オリオン書房・ノルテ店	042-522-1231

神奈川県
書店名	TEL
有隣堂・医学書センター	045-261-1231
有隣堂・横浜駅西口店医学書センター	045-311-6265
有隣堂・北里大学売店	042-778-5201
オオヌマ・北里大学売店	042-778-8006
丸善・東海大伊勢原売店	0463-91-0460

新潟県
書店名	TEL
考古堂書店	025-229-4050
新潟大学生協・書籍店	025-262-6095
紀伊國屋書店・新潟店	025-241-5281

富山県
書店名	TEL
Booksなかだ・本店	076-492-1192
中田図書販売・富山医薬大店	0764-34-0929

石川県
書店名	TEL
うつのみや・本店	076-234-8111
紀伊國屋書店・金沢医大ブックセンター	076-286-1874
丸善・金沢支店	076-231-3155
丸善・メディカルブックセンター金沢大病院前店	076-264-0791
前田書店	076-261-0055

福井県
書店名	TEL
勝木書店・福井大学医学部売店	0776-61-3300

山梨県
書店名	TEL
明倫堂書店・甲府店	055-274-4331
丸善・山梨医大売店	055-220-4079
山梨大学生協・書籍部	055-252-4757

長野県
書店名	TEL
明倫堂書店	0263-35-4312
信州大学生協・松本書籍部	026-337-2983
平安堂・長野店	0262-24-4550

静岡県
書店名	TEL
ガリバー	053-433-6632
谷島屋・浜松医科大学売店	053-433-7837
戸田書店・静岡本店	054-205-6111

愛知県
書店名	TEL
大竹書店	052-262-3828
丸善・名古屋栄店	052-261-2251
三省堂書店・名古屋高島屋店	052-566-8877
ガリバー・名古屋店	052-858-2501
ガリバー・豊明店	0562-93-1663
丸善・愛知医科大学売店	0561-62-3311
名古屋市立大学生協・書籍部医学部	052-852-7346
名古屋大学生協・書籍部医学部	052-731-6815

岐阜県
書店名	TEL
郁文堂支店	058-246-1722

三重県
書店名	TEL
津ワニコ書店	059-231-3000
三重大学生協・第二購買書籍店	059-232-9531

京都府
書店名	TEL
辻井書院	075-791-3863
京都大学生協・ブックセンタールネ	075-771-7336
ガリバー・京大店	075-761-0651
神陵文庫・京都サービスセンター	075-761-2181
ジュンク堂書店・京都店	075-252-0101

大阪府
書店名	TEL
紀伊國屋書店・梅田本店	06-6372-5821
ジュンク堂書店・大阪本店	06-4799-1090
ジュンク堂書店・難波店	06-6635-5330
大阪大学生協・書籍部医学部店	06-6878-7062
旭屋書店・天王寺MIO店	06-6773-0107
ワニコ書店・滝井店	06-6996-6800
紀伊國屋書店・近畿大学医学部センター	072-368-6190
ワニコ書店・枚方店	072-841-5444
神陵文庫・大阪サービスセンター	06-6206-5551

兵庫県
書店名	TEL
神陵文庫・本店	078-511-5551
ジュンク堂書店・三宮店	078-392-1001
神戸大学生協・書籍部医学部	078-371-1435
紀伊國屋書店・兵庫医科大学売店	0798-45-6446
ジュンク堂書店・姫路駅店	0792-21-8380

奈良県
書店名	TEL
奈良栗田書店	0744-22-8657

和歌山県
書店名	TEL
和歌山県立医科大学生協・書籍部	073-448-1161

島根県
書店名	TEL
島根井上書店	0853-22-6577
武田書店(島根大学医学部内)	0853-23-3975
米子書店・出雲医学書センター	0853-23-4590

鳥取県
書店名	TEL
米子書店	0859-22-3191

岡山県
書店名	TEL
紀伊國屋書店・クルド岡山店	086-232-3411
神陵文庫・岡山営業所	086-223-8387
泰山堂書店	086-225-0065
泰山堂書店・鹿田本店	086-226-3211
岡山大学生協・ブックストア	086-256-4100
泰山堂・川崎医大店	086-462-2822

広島県
書店名	TEL
井上書店	082-254-5252
ジュンク堂書店・広島店	082-568-3000
紀伊國屋書店・広島店	082-225-3232
フタバ図書・TERA店	082-561-0770
広島大学生協・霞コープショップ	082-257-5943
光書房	082-251-2064

山口県
書店名	TEL
井上書店・宇部店	0836-34-3424
山口大学生協・医心館ショップ	083-622-5067

徳島県
書店名	TEL
久米書店	088-623-1334
久米書店・徳島大前店	088-632-2663
徳島大学生協・蔵本店	088-633-0691

香川県
書店名	TEL
宮脇書店・本店	087-851-3733
宮脇書店・香川医科大店	087-898-4654

愛媛県
書店名	TEL
新丸三書店	089-955-7381
新丸三書店・愛媛大医学部店	089-964-1652
愛媛大学生協・城北ショップ	089-925-5801

高知県
書店名	TEL
金高堂書店	088-822-0161

福岡県
書店名	TEL
九州神陵文庫本社	092-641-5555
丸善・博多店	092-413-5401
ジュンク堂書店・福岡店	092-738-3322
白石書店・産業医大売店	093-693-8300
井上書店・小倉店	093-533-5005
九州大学生協・医系店	092-651-7134
紀伊國屋書店・福岡本店	092-434-3100
ブックセンタークエスト・久留米店	0942-31-8543

佐賀県
書店名	TEL
紀伊國屋書店・佐賀大学医学部ブックセンター	0952-30-0652
佐賀大学生協・大学会館店	0952-25-4451

長崎県
書店名	TEL
丸善・長崎営業所	095-843-0355
メトロ書店・本店	095-821-5400
長崎大学生協・医学部店	095-849-7159
スペース・エム・葉山店	095-857-6122

熊本県
書店名	TEL
金龍堂・本荘店	096-366-7123
熊本大学生協・医学部店	096-373-5433

大分県
書店名	TEL
神陵文庫・大分営業所	097-549-3133
ジュンク堂書店・大分店	097-536-8181

宮崎県
書店名	TEL
田中書店・メディカルタナカ	0985-85-2976

鹿児島県
書店名	TEL
ジュンク堂書店・鹿児島店	099-239-1221
鹿児島大学生協・医歯学部店	099-265-4574

沖縄県
書店名	TEL
考文堂・琉球大学店	098-895-5691
考文堂・メディカルブックセンター	098-945-5050

●お問い合わせは
m-eye@medical.email.ne.jp

Rad Fan NEXT ISSUE

2018年もより一層充実した内容を毎号お届けします

次回予告　2018年7月号（2018年7月31日刊行予定）

特集1
CTコロノグラフィ攻略マニュアル
〈掲載されておりますQRコードから、症例の動画をご覧頂けます!〉

＜執筆予定者＞（敬称略）
企画：永田浩一（国立がん研究センター）

藤原大輔（ふじわら内科クリニック）
野津　聡（埼玉県立がんセンター）
平山眞章（斗南病院）
富松英人（岐阜大学）
安田貴明（長崎県上五島病院）
高林　健（北海道消化器科病院）
清水徳人（まつおかクリニック）
有馬浩美（大腸肛門病センター高野病院）

特集2
ITEMで見つけた神製品

＜クリニカルレポート＞
iPad Pro対応の読影システムは放射線科医の働き方改革に貢献するか？
煎本正博（イリモトメディカル）

＜テクニカルレポート＞
アクロバイオ
AZE
アゼモトメディカル
アドバンスト・メディア
AIIM
キヤノンメディカルシステムズ
シーメンスヘルスケア
島津製作所
日本電気硝子
フィリップスジャパン
フジデノロ
富士フイルムメディカル

※なお、内容は一部変更になることがございます。ご了承ください。

2018年8月号は、「働き方改革特集」、「PACS 2018―動画PACSのすべて―」をお届けします。

詳細はHPをご覧下さい。→
Twitter@radfaneditors

http://www.e-radfan.com
お近くの書店でもお買い求めいただけます。

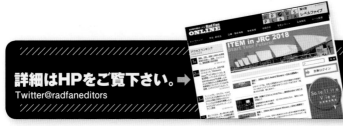

AD INDEX
メディカルレビュー……………………表2
アゼモトメディカル……………………表4

特別企画
コニカミノルタジャパン……………2〜11
ネットカムシステムズ………………12〜13

編集委員
加納裕士（セントメディカル・アソシエイツ）
唐澤久美子（東京女子医科大学放射線腫瘍学講座）
米虫　敦（関西医科大学放射線科学講座）
中田典生（東京慈恵会医科大学放射線医学講座）
山本晃義（戸畑共立病院画像診断センター）

Advisory Board
荒井保明（国立がん研究センター中央病院）
石口恒男（愛知医科大学放射線科）
煎本正博（株式会社イリモトメディカル）
扇　和之（日赤医療センター放射線科）
吉川公彦（奈良県立医科大学放射線科）
小林泰之（聖マリアンナ医科大学放射線科）
杉村和朗（神戸大学放射線科）
幡生寛人（ハーバード大学 Brigham And Women's Hospital）
林　信成（IVRコンサルタンツ）

Rad Fan 6月臨時増刊号 2018年6月20日発行 第16巻 第7号
編集人・発行人▶黒沢次郎
表紙デザイン▶浅沼英次
デ ザ イ ン ▶(株)ホワイト企画
　　　　　　浅沼英次
印　　刷　▶大日本法令印刷(株)
発　　行　▶(株)メディカルアイ

〒171-0022　東京都豊島区南池袋 3-18-43 内山ビル 3F
TEL：03-5956-5737　FAX：03-5951-8682
E-MAIL：m-eye@medical.email.ne.jp
本誌に掲載された著作物の翻訳・複写・転載・データベースへの取り込みおよび送信に関する許諾権は、小社が保有します。